病饮食

张华教授30年食疗经验

宜忌

张 华 编著

SPM 南方出版传媒

广东科技出版社 | 全国优秀出版社

·广州·

图书在版编目（CIP）数据

百病饮食宜忌：张华教授30年食疗经验/张华编著. —广州：
广东科技出版社，2022.2
ISBN 978-7-5359-7683-3

Ⅰ.①百… Ⅱ.①张… Ⅲ.①忌口—基本知识 Ⅳ.①R155

中国版本图书馆CIP数据核字（2021）第131440号

百病饮食宜忌——张华教授30年食疗经验
Baibing Yinshi Yi Ji——Zhang Hua Jiaoshou 30 Nian Shiliao Jingyan

出 版 人：严奉强
责任编辑：邓 彦 曾永琳 王 珈
装帧设计：友间文化
责任校对：曾乐慧
责任印制：彭海波
出版发行：广东科技出版社
　　　　　（广州市环市东路水荫路11号 邮政编码：510075）
销售热线：020-37607413
http://www.gdstp.com.cn
E-mail：gdkjbw@nfcb.com.cn
经　　销：广东新华发行集团股份有限公司
印　　刷：广州市东盛彩印有限公司
　　　　　（广州市增城区新塘镇太平洋工业区十路2号 邮政编码：510700）
规　　格：787mm×1 092mm 1/16 印张16.25 字数330千
版　　次：2022年2月第1版
　　　　　2022年2月第1次印刷
定　　价：69.80元

前 言

Preface

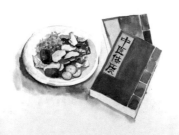

　　患者的饮食与疾病的治疗息息相关，人们特别关心两者之间的关系，但三言两语又讲不清楚。生了病看医生，患者和家属都要问：要吃什么？忌口什么？这就是饮食宜忌。

　　饮食宜忌有广义和狭义之分，狭义的饮食宜忌指疾病期间对某些食物的禁忌，而广义的饮食宜忌则是根据人体的体质、疾病的性质、食物的性味，将食物分为有益和有害两类。

　　饮食宜忌是中国医学之食疗学的主要组成部分，对于治疗疾病和保健长寿具有很重要的意义。中医很注重饮食宜忌，对此有丰富的经验和深刻的认识。最早的医学经典《黄帝内经》就已经记载了食物的"五味所禁"；东汉张仲景的《金匮要略》也指出"所食之味，有与病相宜，有与身为害，若得宜则补体，害则成疾"。后世医家学者也在实践中不断对其进行丰富、发展、总结，形成了一整套饮食宜忌理论，进而将其发展为具有中医特色的中国食疗学。

西医也很注重饮食对疾病的影响，讲究营养成分的补充。西医的饮食调理基于疾病的发病机理和食物的营养成分，提倡缺什么补什么，形成了西医学中的临床营养学学科，大医院还配有专业的营养师，管理患者的饮食。

实际上西医也讲忌口，如高血压、心脏病、水肿患者忌过咸食物；肝硬化患者忌酒；胰腺炎患者忌高脂肪饮食……而痛风症的忌口之多、皮肤病的忌口之严，与中医相比有过之而无不及。西医的饮食宜忌理论形成相对较晚，但许多内容也与中医的忌口不谋而合。

中、西医的饮食宜忌，可分为体质对食物的宜忌、疾病对食物的宜忌、药物对食物的宜忌、食物对食物的宜忌四方面，本书重点阐述疾病对食物的宜忌。

本书大部分内容为笔者多年临床经验的总结，部分内容参考了中医经典著作和网络共享资源。在饮食与疾病方面，罗列颇为全面、释义简明扼要，对于疾病的治疗和疾病的康复，具有较强的辅助作用。

然而，食物成分之复杂，疾病过程之莫测，人类认知之有限，纵才高八斗、学贯中西也难以概全。既然本书重点阐述疾病对饮食的宜忌，自然不能以学术的眼光审视，本书也远非饮食指南和饮食规范，故建议将其作为日常生活和疾病食疗方面的参考书来阅读。书中内容有些业已为现代科学所证实，有些尚缺乏实验依据；有些是民间习惯，有些还鲜为人知。总之就是信者信之，不信者存疑待考可也。

饮食宜忌的重要性毋庸置疑，但也要注意到，过分强调忌口，可能会引起营养不良。患者的忌口，要因人而异、因病而异、因治疗而异，既不能笼统地"一概忌之"，也不能"百无禁忌"。

我们要尊重传统的忌口习惯，取其精华，弃其糟粕。那些毫无道理，甚或故弄玄虚，以致患者无所适从的"忌口"，是不恰当也是不科学的。过犹不及，过度忌口可能会导致患者营养不良，反而不利于疾病的治疗和康复。任何疾病都需要精心、细致、周到的饮食护理和调养，在参考本书的同时，更要注意营养的合理补充，多方面配合，才能增强体质，稳定病情，加快疾病的康复。

　　本书作者有30余年一线临床经验，理论联系实践，中西医结合，并注重研究饮食与疾病的关系。在1993年版和2010年版的畅销书《百病饮食宜与忌》及近作《不要吃出癌症来》等书基础上，本书总结整理了200余种常见疾病，包括42种常见肿瘤及39种中医病症的饮食宜忌，简洁通俗地介绍了内科、外科、妇科、儿科、五官科、皮肤科常见疾病及中医常见病症的饮食宜忌，回答了人们在疾病期间该吃什么、不该吃什么的问题，对于疾病的治疗和康复具有较强的辅助作用。

　　本书可以作为患者的应急饮食指导，得病后查找病名，对号入座，根据病情安排饮食和注意忌口；也可供大众闲暇时浏览阅读，充实自己的饮食忌口常识，养成健康饮食的良好习惯；或可以作为临床医护人员对患者和家属的饮食宣教及大众科普之参考。

目 录
Contents

常见内科疾病的饮食宜忌

常见外科
疾病的
饮食宜忌

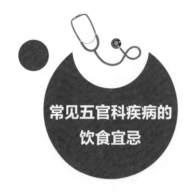

常见五官科疾病的饮食宜忌

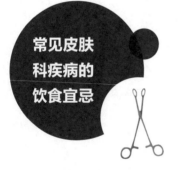

常见皮肤科疾病的饮食宜忌

常见肿瘤的饮食宜忌

常见中医病症的饮食宜忌

Chapter 1

常见
内科疾病
的饮食宜忌

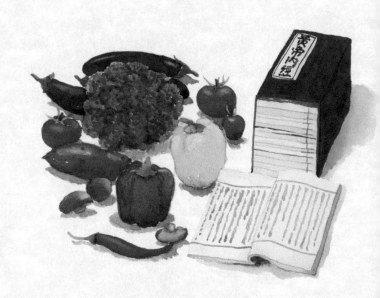

1　普通感冒

　　普通感冒俗称"感冒"，是最常见的急性呼吸道感染性疾病。70%～80%的感冒是由病毒引起的自限性疾病，一般成人每年发病2～4次，儿童发病率更高，每年6～8次。全年皆可发病，冬春季较多。人们常说的"感冒"包括"普通感冒"和"流行性感冒"。普通感冒长年可发，多呈自限性，没有发生并发细菌感染、高热等较严重的并发症时，不必药物治疗，更不必打点滴和住院，主要的治疗措施是：卧床休息，饮食清淡，多饮水，室内保持空气流通。而流行性感冒表现为突发高热，头痛不适，全身症状较重而呼吸症状较轻，严重的要去医院就诊。"感冒"是个多义词，西医的"感冒"全名是"普通感冒"，与中医的病症"感冒"从理论到治疗都有所不同。

　　（1）宜饮食清淡，多饮水、多吃富含维生素C的蔬菜水果，如食用西瓜、冬瓜、黄瓜、丝瓜、苦瓜、萝卜、小白菜、西红柿、绿豆芽、鲜藕、荠菜、芹菜、海带、紫菜、梨、荸荠等，饮用甘蔗汁、芦根茶、茅根茶、绿豆汤、菊花茶、金银花茶等清凉饮料。

　　（2）宜多吃富含微量元素的食物，如糙米、面粉、小米、玉米、豆类、蘑菇、薯类、瘦肉、动物肝、蛋黄、新鲜的蔬菜和水果。

　　（3）宜吃些味鲜爽口的小菜，胃口不好者宜吃白米粥、玉米面粥、烂面、馄饨皮，喝奶汁、米汤、藕粉羹、面片汤等。

忌

（1）忌烟、酒。

（2）忌辛辣刺激性食物和调味品，如辣椒、咖喱、桂皮等。

（3）忌肥甘厚腻、黏滞、鱼腥之食物，如肥肉、糯米饭、海鲜、河鲜等。

（4）忌发物和补性食品、药物，如羊肉、人参、蜂王浆等。

（5）忌油煎油炸及重口味食物，如麻辣香锅、火锅等。

（6）忌生冷、冰冻食品，如雪糕、冰冻饮料、冰冻水果等。

2　肺炎

肺炎指肺泡、远端气道和肺间质的感染性炎症，可由细菌、病毒和其他病原体等因素感染引起，其中以病毒性肺炎和细菌性肺炎最为常见。患者常有发烧、咳嗽、呼吸困难等呼吸道症状。

病毒性肺炎是病毒侵入人体导致的疾病。由于病毒种类繁多，不同的病毒导致的肺炎其临床表现大不相同。普通病毒性肺炎的主要症状是发热、咳嗽、咳痰，通常会伴有呼吸急促、呼吸困难等症状。一般情况下，不至于出现严重的缺氧，经对症治疗后，病情很快会有明显的好转。

细菌性肺炎是由细菌感染引起的肺部炎症，常见引起肺部炎症的细菌有肺炎链球菌、金黄色葡萄球菌、铜绿假单胞菌、鲍曼不动杆菌等。细菌性肺炎根据解剖分类可分为大叶性肺炎、小叶性肺炎和间质性肺炎。

不同的肺炎治疗方法大不相同：病毒性肺炎目前尚无有效的病原学治疗，以中医药辨证论治及氧气支持疗法为主要治疗原则。合理的饮食能够有效改善营养状况、增强抵抗力，有助于病毒性肺炎的防控与救治。细菌性肺炎抗生素治疗效果显著。

 宜

（1）宜饮食清淡，保持能量充足，保持营养均衡。多吃谷类、薯类食物，如大米、面粉、杂粮等。

（2）宜多吃富含优质蛋白质的食物，如瘦肉、鱼、蛋、黄豆及豆制品、奶制品等，多喝豆浆、酸奶等。

（3）宜吃富含维生素、微量元素和膳食纤维的食物，合理搭配米面、蔬菜、水果等。蔬菜每天500克以上，水果每天200～350克，多选深色蔬果如菠菜、芹菜、紫甘蓝、胡萝卜、西红柿及橙橘类、苹果、猕猴桃等，多吃食用菌、海带等菌藻类食物。

（4）保证充足的饮水量，每天1～2升，少量多次。主要饮白开水、矿泉水和淡茶水，菜汤、鱼汤、鸡汤也是不错的选择。

（5）食欲较差进食不足者和老年人，可用天然香料调味以增加食欲；也可通过营养强化食品、特殊医学用途配方食品或营养素补充剂，适量补充蛋白质、维生素及微量元素。

（6）病重者宜少量多餐，每日6～7次，以利于吞咽和消化的流质食物，如米、面、蛋、黄豆及豆制品、奶及奶制品、果汁、蔬菜汁等为主。病情逐渐缓解，可逐步过渡到半流质和易于咀嚼、消化的松软食物，随病情好转而恢复普通膳食。

（7）宜多饮用清润凉茶和汤水，如金银花凉茶、冬瓜薏仁排骨汤、海带萝卜瘦肉汤、杏仁百合猪肺汤、青菜粒粥、银耳雪梨枸杞糖水、藕粉羹、葛根粉羹、绿豆汤等，各种鲜榨水果及蔬菜汁，如萝卜汁、芹菜汁、西瓜汁、甘蔗汁、莲藕汁等。

（1）忌烟、酒。

（2）忌肥腻、黏滞、不易消化的食物，如肥肉、芋头等。

（3）忌辣椒、咖喱等辛辣刺激性食物和调味品。

（4）忌烟熏、腌制食物，如加工肉制品、烟熏肉、咸鱼、腌菜。

（5）忌煎炒、烧烤、油炸等坚硬燥热性食品。

（6）忌生冷、冰冻食品，如雪糕、冰冻饮料、冰冻水果等。

（7）忌食用野生动物。

3　慢性支气管炎

慢性支气管炎简称慢支炎，是指气管、支气管黏膜及其周围组织的慢性非特异性炎症。其表现以咳嗽、咳痰或伴有喘息为特征，特点为反复发作、慢性经过，严重时可并发慢性阻塞性肺气肿、慢性肺源性心脏病，是一种严重危害人体健康的常见病，尤以老年男性为多见。慢性支气管炎是一种多因素长期相互作用而引起的疾病，病因分为外因与内因两方面。外因有：①细菌、病毒感染；②刺激性烟雾、粉尘、大气污染的慢性刺激，包括长期吸烟；③寒冷空气刺激；④过敏源。内因有：①呼吸道局部防御及免疫功能降低；②自主神经功能失调，呼吸道副交感神经反应增高。慢支炎是反复发作的慢性病，患者对大多数的抗生素耐药。现代研究证明，许多食物具有杀菌、抗感染作用，而且患者不会对其产生耐药性，号称"天然抗生素"，可以选择性地多吃这些食物。

（1）宜吃富含维生素C的新鲜蔬菜，如萝卜、刀豆、蘑菇、冬瓜、菠菜、胡萝卜、西红柿、黄豆及豆制品。

（2）宜吃有助于清肺热、化痰的食物，如梨、枇杷、荸荠、橘子、莲子、栗子、松子、金橘、蜂蜜、银耳、百合、白果、杏仁等。

（3）宜吃具有抗感染作用的"天然抗生素"，如鱼腥草、大青叶、板蓝根、蒲公英、平菇、马齿苋、包菜、萝卜等。

（4）宜吃具有增强免疫力作用的食物，如苹果、梨、猕猴桃、火龙果、黄瓜、西兰花、菜花、西红柿、西瓜、豆类及豆制品、肉类、坚果、粗粮谷物、全麦食品等。

（5）宜吃性平的食物，如粳米、玉米、红薯、高粱、芋头、胡萝卜、莲子、百合、花生、芝麻、葡萄、脐橙、猪肉、鸭肉等。

忌

（1）忌烟、酒。

（2）忌辣椒、胡椒、咖喱等辛辣刺激性食物和调味品。

（3）忌肥腻生痰、黏滞不消化的食物，如肥肉、动物内脏和糯米制品。

（4）忌煎炒、油炸、燥热及腌制、腐败变质食物。

（5）忌寒凉性食物及生冷、冰冻食品，如雪糕、冰冻饮料、冰冻水果等。

（6）忌虾、蟹等发物。

4　支气管哮喘

支气管哮喘是因过敏原或其他非过敏因素引起的一种支气管反

应性过度增高的疾病。支气管哮喘通过神经体液因素导致气道可逆性的痉挛、狭窄，其病症表现为发作性带有哮鸣音的呼气性呼吸困难，持续数分钟至数小时，可自行或经治疗后缓解；严重时可延续数日至数周，是反复发作病程。支气管哮喘的病因尚未明了，但与遗传过敏体质有关。多数患者对某些食物、药物有过敏史，或有湿疹、过敏性鼻炎病史。按哮喘的发病原因可以分为：①外源性哮喘：吸入花粉、螨、真菌孢子等；进食鱼、虾、蟹、牛奶、蛋类；接触某些药物导致发病。②内源性哮喘：迷走神经兴奋性增高导致发病，又叫作神经精神性哮喘。

治疗支气管哮喘，要寻找确定过敏原。就食物过敏类别而言，国内对蛋白过敏者多，国外对花生、豆类、花粉过敏者多，食物过敏强度依次为：虾、蟹、贝壳类、鱼、牛奶、蛋类、肉类、花生等。能够确定的过敏食物要终身忌口，不能确定过敏食物者以吃全素为安全。

（1）宜补充各种营养成分，多吃富含微量元素和维生素的食物，如大米、面粉、小米、玉米、绿豆、豆制品、蔬菜、水果等。

（2）宜吃清淡细软易消化的食物，多吃新鲜蔬菜、水果和肉类。

（3）宜吃能增加免疫力的食物，如苹果、梨、猕猴桃、火龙果、黄瓜、西兰花、菜花、西红柿、西瓜、豆类及豆制品、肉类、坚果、粗粮谷物、全麦食品等。

（1）忌烟、酒，以免诱发哮喘。

（2）忌辣椒、咖喱、芥末、姜、蒜、桂皮、八角、茴香、羊肉、鹅肉等辛辣燥热之品，以免火上加油，使病情加重。

（3）忌咖啡、浓茶等兴奋性食物。

（4）忌过甜、过咸食物。

（5）忌发物，如虾、蟹等。

（6）忌肥腻生痰食物，如牛奶、鸡蛋、肥肉、糯米及其制品。

（7）忌寒凉食物，如冰制食品、冰冻饮料、生冷寒凉性的水果蔬菜。

（8）忌油漆、废气和炊烟等烟雾或化学品的刺激性气味。

5　肺脓肿

肺脓肿又叫肺脓疡，是肺部化脓性感染的一种类型，感染相对局限在肺叶或肺段，在肺组织坏死、化脓的同时，有肉芽组织包围成为脓肿。感染严重和机体抵抗力下降的，可以形成肺坏疽。此病以高热、咳嗽、咳大量脓臭痰为特征。

肺脓肿根据发病情况分为两类：一是原发性肺脓肿，其是由于手术、麻醉、醉酒、脑血管意外时，意识障碍吸入口腔部位的感染性分泌物而引起的；二是继发性肺脓肿，其病因是血源性菌检播散、化脓性肺炎进一步发展、肺部邻近器官病变及胸部外伤。肺脓肿多为混合菌感染，在用抗生素控制感染、引流痰液的同时，尚要针对病因进行治疗。

（1）宜饮食清淡，多食新鲜蔬菜、豆类、水果、坚果，如菠菜、青菜、茼蒿、萝卜、黄豆、豆腐、橘子、枇杷、梨、核桃等。

（2）宜喝猪肺汤、薏仁粥、芦根或茅根茶，具有以形养形、排脓、清热作用。

（3）宜吃滋阴、清凉、生津、富含维生素C的新鲜蔬菜水果，如萝卜、刀豆、蘑菇、冬瓜、菠菜、西红柿、橘子、胡萝卜、广柑、苹果、鸭梨、猕猴桃、火龙果、山竹、莲雾、释迦等。

（4）宜吃富含维生素和微量元素的食物，如胡萝卜、薯类、黄花菜、肝、蛋黄、牛奶、糙米、赤小豆、黄豆、香菇、面粉、小米、玉米、豌豆、绿豆、豇豆、花生、绿叶蔬菜、水果。

（5）宜多吃"天然抗生素"，如鱼腥草、蒲公英、败酱草、大青叶、芦根、茅根、板蓝根、平菇、马齿苋、包菜、萝卜、薏仁等。

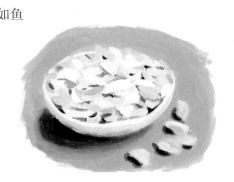

（6）宜吃有助于清肺热的食物，如莲子、百合、青枣、白果、金桔、柑橘、蜂蜜等。

忌

（1）忌烟、酒。

（2）忌一切辛辣刺激燥热食物和调味品，如辣椒、咖喱、韭菜、芥末、姜、蒜、桂皮、八角、茴香、羊肉、鹅肉等。

（3）忌虾、蟹等发物。

（4）忌肥腻食物，如肥肉、奶油等，以免生痰动火。

（5）忌过咸和重口味食物。

（6）忌咖啡、浓茶等兴奋性食物。

6 肺结核

结核病是由结核杆菌引起的慢性传染病。

肺结核的症状有咳嗽，干咳或咳少量黏液痰；咯血或痰中带血至大咯血；胸痛和气促。另外还有结核菌的全身毒性症状，表现为午后潮热、神疲乏力、食欲减退、体重减轻、盗汗、五心烦热等。肺结核的发热一般为低热，当肺部病灶急剧进展播散时，可有高热。因为肺结核是慢性病，长期消耗过多，并影响全身的代谢功能，后期常导致恶液质。肺结核的治疗除要进行规范的抗结核药物治疗外，还需要休息和营养配合治疗，饮食调理很重要。

（1）宜增加蛋白质的摄入量，宜吃瘦猪肉、猪肝、鸡蛋、家禽肉等。

（2）宜提供充足的维生素A、维生素D、维生素C及B族维生素，多吃新鲜蔬菜、水果。

（3）宜吃富含钙质的食物，如牛奶、鸡蛋、鱼、排骨、黄豆及豆制品。

（4）宜吃具有清热、利尿、祛痰、收敛作用的食物，如藕、莲子、杏、百合、绿豆、鸭梨、西瓜等。

（5）久病体虚者宜吃黑木耳、银耳、山药、猪肝、猪肾、鸡蛋、家禽肉等滋补食物。

（6）宜吃具有滋阴、生津、退虚热作用的食物，如猪肝、瘦肉、青口、蚝、龟、甲鱼、海带、芋头、桑葚、核桃、荸荠、藕、银耳、百合、杏仁、白果、白及、猫爪草、土茯苓等。

（7）宜吃能增加免疫力的清补食物，如苹果、梨、猕猴桃、火龙果、西瓜、黄瓜、西兰花、菜花、西红柿、豆类及豆制品、肉类、坚果、粗粮谷物、全麦食品等。

（8）宜吃性平的食物，如粳米、玉米、红薯、高粱、芋头、胡萝卜、莲子、百合、花生、芝麻、葡萄、脐橙、猪肉、鸭肉等。

（9）宜常喝润肺凉茶和汤水，如金银花凉茶、冬瓜瘦肉汤、海带萝卜排骨汤、土茯苓瘦肉汤、五指毛桃猪胰汤、百合杏仁猪肺汤、白果猪肺汤、青菜粒粥、银耳雪梨枸杞糖水、葛根粉羹、绿豆汤等，以及各种鲜榨水果及蔬菜汁，如萝卜汁、芹菜汁、藕汁、西瓜汁、甘蔗汁、杏仁汁等。

（1）忌烟、酒。

（2）忌一切辛辣刺激燥热食物和调味品，如辣椒、咖喱、韭菜、芥末、姜、蒜、桂皮、八角、茴香、羊肉等。

（3）忌油炸、煎炒燥热食品。

（4）忌肥甘厚味，以免动火生痰。

（5）忌咖啡、浓茶等兴奋性食物。

7　肺气肿

　　肺气肿有以下三种类型：①老年人肺组织生理性退行性改变引起的"老年性肺气肿"；②由于肺不张、胸廓畸形或肺组织手术，健康肺组织代偿膨胀而引起的代偿性肺气肿；③由于支气管慢性炎症、气道阻力增加，终末细支气管远端气腔过度膨胀伴有腔型组织破坏而引起的慢性阻塞性肺气肿。通常所说的肺气肿多指第三种，其发病原因有感染、吸烟、大气污染、粉尘、有害气体、过敏因素等，以及先天性α_1-抗胰蛋白酶缺乏。肺气肿表现为在慢性咳嗽、咳痰基础上出现逐渐加重的呼吸困难，后期胸廓胀大呈桶状。

（1）宜饮食清淡，多食新鲜蔬菜，如青菜、萝卜、胡萝卜、刀豆、菠菜等，多食梨、橘子、枇杷、核桃、香蕉，喝蜂蜜等。

（2）虚证一般痰多清稀、气短喘息，饮食宜稍偏温性，如吃瘦肉、奶制品，喝鸡汤、猪肝汤、蛋汤等。

（3）肺阴虚，口干舌燥、舌质光红、午后潮热，宜吃滋阴生津的食物，如梨、山楂、杏、苹果、龟、甲鱼、瘦猪肉、鸡蛋、鸭蛋等。

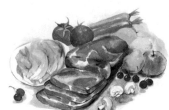

（1）忌烟、酒。

（2）忌一切辛辣刺激燥热食物和调味品，如桂皮、辣椒、姜等。

（3）忌油煎、烧烤、肥甘厚味食品，少吃海腥类，以免动火生痰。

（4）忌油漆、废气和炊烟等烟雾或化学品的刺激性气味。

8　胸膜炎

胸膜炎是临床上较为常见的胸膜疾病，以咳嗽、气急、胸胁疼痛、呼吸困难等症为主要表现。胸膜炎早期，胸膜表面纤维素渗出，表面粗糙，呼吸时，两层胸膜摩擦，刺激胸膜神经，引起胸痛。干性胸膜炎进一步发展，液体渗出，出现胸腔积液，两层胸膜被胸腔积液隔开，胸痛消失，出现咳嗽、气急、胸闷、发热等症状。胸腔积液多见于单侧，也有双侧。结核性胸膜炎伴有低热、咳嗽、盗汗等结核菌全身毒性反应；癌性胸腔积液为血性胸腔积液，并有恶液质表现；风湿病引起胸腔积液者伴有关节疼痛和发热。

（1）宜吃具有足够营养、热量的食品，补充充足的维生素，特别是B族维生素。

（2）宜吃新鲜蔬菜、水果，如青菜、马铃薯、西红柿、胡萝卜、山药、百合、藕、藕粉、梨、荸荠等。

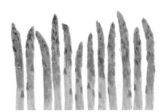

（3）宜吃具有滋补作用的食物，如鳗、甲鱼、龟、海蜇、猪肺、鸡肉、鸭肉等。

（1）忌烟、酒。

（2）忌一切辛辣刺激、燥热生痰的食物和调味品，如辣椒、生姜等。

（3）忌海腥类等发物。

9 风湿热

风湿热是一种常见的反复发作的急性或慢性全身性结缔组织炎症，以心脏和关节受累最为显著，分别称之为风湿性心脏病和风湿性关节炎，可伴有发热、毒血症、皮疹、皮下小结、舞蹈病等。急性风湿热常侵犯儿童和青少年，发病前1～3周可有上呼吸道感染病史，有不规则的发热，关节的典型表现为游走性大关节炎，常累及膝、踝、肩、肘等关节；侵犯心脏，有心脏扩大、心包积液等表现。慢性风湿性心脏病又称为风湿性瓣膜病，是指风湿性心瓣膜炎遗留的慢性瓣膜病。其表现为瓣膜口狭窄、关闭不全，致心脏负荷增加，甚至导致心力衰竭。

（1）宜进食清凉解热的食物，如芹菜、荠菜、菊花、枸杞、菠菜、白菜等。

（2）宜吃水果及喝果汁，如西瓜、甘蔗、梨、荸荠及其果汁。

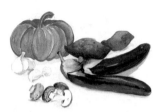

（1）忌温燥伤阴的食物，如羊肉等。

（2）忌辛辣刺激性食物和调味品，如辣椒、桂皮等。

（3）忌发物，如公鸡等。

（4）忌烟、酒。

10　高脂血症

　　高脂血症是由于各种原因引起血脂增高的一组症候。血脂增高与动脉粥样硬化、冠心病、糖尿病、肾病综合征、胰腺炎、胆石症、脂肪肝等疾病的发生和发展关系密切。血脂是指人体血浆内所含的脂类，包括胆固醇、甘油三酯、磷脂、脂酸等。当胆固醇和甘油三酯均升高时，称为高脂血症；单纯胆固醇升高称为高胆固醇血症。高脂血症的预防和治疗应以饮食调理为主，药物治疗只是辅助措施。

（1）宜饮食清淡，吃低脂食物，如各种粗粮、豆类及豆制品、植物油、粗纤维蔬菜、瓜果、鱼类、坚果、黑木耳、银耳、海参、海蜇、海带、紫菜、海草、芝麻、瘦肉、家禽肉等。

（2）宜吃富含不饱和脂肪酸的食物，蔬菜：大蒜、洋葱、大葱、花菜、韭菜、萝卜、西红柿、冬瓜及蘑菇（如香菇）；豆类及豆制品：黄豆、赤小豆、绿豆、蚕豆、豌豆、芸豆；鱼类：甲鱼及各种海鱼；水果：石榴、苹果、山楂、橘子；酸奶、燕麦、茶叶。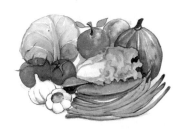

（3）宜吃粗纤维排脂的新鲜蔬菜和水果，如芹菜、西红柿、海带、淡菜、茼蒿、菊花、莲子、食用菌、山楂、柿子、香蕉、桃、西瓜、荸荠、桑葚、大枣等。

（4）宜常饮茶，绿茶、生普降血脂效果比较显著。

（1）忌烟、酒。

（2）忌一切辛辣刺激燥热食物和调味品，如辣椒、咖喱、生姜、芥末、桂皮、羊肉等。

（3）忌饱和脂肪酸含量高的食物，动物油脂如黄油（固态油脂）、奶油和猪油，植物油脂如椰子油、可可油、棕榈油，蛋黄及动物的肝、脑、肾等。花生、核桃、瓜子等坚果中脂肪也相当多，要少吃。

（4）忌高糖食物，少吃精糖，如白糖、葡萄糖、蜂蜜、糖果等，糖可以转化为脂肪，容易让人肥胖。

（5）忌暴饮暴食、肥甘厚腻及烧烤、煎炒、油炸燥热食品。

（6）忌长期饥饿疗法。

（7）忌咖啡、可可、浓茶等兴奋性食物。

11　　冠心病与动脉粥样硬化

冠心病是冠状动脉硬化性心脏病的简称，系指冠状动脉粥样硬化使血管阻塞导致心肌缺血缺氧而引起的心脏病。动脉粥样硬化则是指动脉的管壁内沉积大量的胆固醇造成动脉管壁硬化、管腔狭窄的一种病理改变。冠心病最主要的类型为心绞痛和心肌梗死。引起冠心病和动脉粥样硬化的原因有：高血压、吸烟、体力活动少、肥胖、精神紧张、血脂过高、糖尿病和遗传因素。其中，饮食、遗传、精神紧张被认为是影响冠心病发生、发展和转归的三大因素。冠心病心绞痛的特点为发作性胸痛，在心前区部位，约手掌大小，呈压榨性或闷痛，可伴恶心、呕吐、出汗、头晕，一般持续3～5分钟可缓解，心电图显示有心肌缺血的表现。

（1）宜低脂饮食，如各种粗粮、豆类及豆制品、植物油、粗纤维蔬菜、瓜果、食用菌、鱼类、坚果、海参、海蜇、紫菜、海草、瘦肉、家禽肉等。

（2）宜喝脱脂牛奶、酸奶，吃带酸味的水果。更多的低脂食物选择参考高脂血症。

（3）宜适量饮茶。

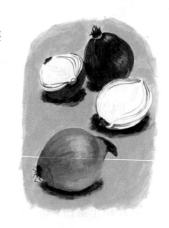

（1）忌动物油如猪油、鸡油，黄油、奶油、蛋黄、巧克力、墨鱼、鱿鱼，蚌、螺、蛏、蚬等贝壳类，蟹黄、鱼子，特别是脑、动物内脏。

（2）忌过甜、过咸重口味食物及奶油等高脂食物。

（3）忌烟、酒。

（4）忌暴饮暴食、饮食过饱。

（5）忌辛辣刺激性食品。

12　心肌梗死

心肌梗死是心肌的缺血性坏死，是在冠状动脉病变的基础上，发生冠状动脉供血急剧减少或中断，使相应的心肌严重而持久地急性缺血所致。病症表现有持久的胸骨后剧烈疼痛，可达数小时至数天；患者常烦躁不安、出汗、恐惧，或有濒死感；同时有发热、白细胞计数和血清心肌酶增高及心电图的动态改变。可以发生心律失常、休克或心力衰竭，属冠心病的严重类型。心肌梗死的基本病因是冠状动脉粥样硬化，偶为冠状动脉栓塞、炎症及先天性畸形所致，造成管腔狭窄和心肌供血不足，而侧支循环尚未充分建立，在此基础上，一旦血供进一步急剧减少或中断，使心肌严重而持久地急性缺血达1小时以上，即可发生心肌梗死。

（1）急性期饮食遵医嘱，宜以流质为主，进少量清汤、牛奶、橘子水等，病情好转，逐步改为半流质，宜少食多餐。

（2）缓解期正常进食仍宜低热量、低脂肪、低胆固醇、低盐饮食，以豆油、芝麻油、菜籽油、花生油、玉米油为烹调用油，宜吃豆制品，补充蛋白质。低脂食物选择参考高脂血症。

（3）宜吃富含维生素的食物，如青菜、萝卜、梨、枣、猕猴桃、山楂、柑橘、草莓、杏，以及酵母、糙米、瘦肉、鱼、蛋、豆类、坚果等。

（4）宜吃富含微量元素，有减轻动脉硬化的食物，如花生、核桃、肉、鱼、海蜇、海带、紫菜、红糖、糙米、小麦、黄豆、胡萝卜、白萝卜、茄子、大白菜、扁豆等。

（5）宜吃富含纤维素的蔬菜和水果，保证大便通畅。

（1）忌烟、酒。

（2）忌辣椒等一切辛辣刺激燥热食物和调味品。

（3）忌过冷过热食物，忌多渣、坚固不易消化、产气多的食物。

（4）限制钠盐和液体的摄入量，忌过咸食物，如咸鱼、咸蛋、咸肉、咸菜、榨菜、酱豆腐、香肠、松花蛋、酱油等。

（5）忌过饱，缓解期仍不宜过饱，吃饭六成饱即可。

（6）忌浓茶、咖啡等兴奋性食物。

13　高血压病

高血压病是危害人体健康的常见病，以动脉血压增高为其主要临床表现，可引起血管、脑、心、肾等器官的病变。高血压病早期表现有：头痛、头晕、眼花、耳鸣、失眠、乏力、注意力不集中，血压仅暂时升高，随着病程的进展，血压持续增高，则造成脑、心、肾、眼底的损害，引起脑动脉硬化、脑出血、心脏肥大、心力衰竭、肾功能减退、尿毒症、高血压性心脏病、眼底动脉硬化、出血等病变。高血压病宜综合治疗，饮食调理很重要。

H型高血压是指高血压同时伴高同型半胱氨酸血症的原发性高血压，是高血压中的一种特殊类型。原发性高血压伴高同型半胱氨酸水平超过10毫摩尔每升即可诊断H型高血压。据统计，H型高血压患者心脑血管事件发生率较单纯高血压者高出约5倍。

（1）宜节制饮食，控制体重。低热量、低脂、低胆固醇、低盐饮食，适当限制蛋白质。

（2）宜低脂、粗纤维饮食，如笋、芝麻、瘦肉、家禽肉，以及各种粗粮、豆类及豆制品、蔬菜、瓜果、食用菌、鱼类、坚果。

（3）宜吃富含维生素的新鲜蔬菜水果和海产品，如豆芽、瓜类、海带、紫菜、木耳、海参、海蜇等。

（4）宜吃具有降血压作用的食物，如芹菜、荠菜、茼蒿、茭白、红薯、绿豆、玉米、胡萝卜、菊花、黑木耳、香蕉、西瓜、苹果、山楂、菠菜、番茄等。

（5）H型高血压患者宜吃富含叶酸的绿色蔬菜和水果，如菠菜、西红柿、胡萝卜、青菜、油菜、小白菜、蘑菇、葡萄、橘子、草莓、香蕉等。

（6）宜用植物油烹调，如橄榄油、山茶油。

忌

（1）忌烟、酒。

（2）忌浓茶、咖啡、可可等兴奋性食物。

（3）忌过咸食物，如咸蛋、咸鱼、咸菜、咸肉、酱菜、榨菜、味精、豆酱等。

（4）忌辛辣、刺激、燥热等生风动火食品。

14　充血性心力衰竭

充血性心力衰竭即心功能不全，是指原有心脏病发展到严重程度时，心脏负担过重或心脏收缩力减弱，不能将回流心脏的血液排出，身体得不到充分的血液供应，肺循环和体循环瘀血，从而出现一系列表现。充血性心力衰竭分为急性和慢性两种，急性心功能不全表现为突然出现严重呼吸困难，咯大量粉红色泡沫痰，颜面、口唇青紫。慢性心功能不全病程呈慢性经过，有呼吸困难、腹胀、两足水肿等表现。

（1）宜吃低热量，含有足够维生素、中等量蛋白质的食物，少食多餐，营养丰富，食物多样化，低盐饮食。

（2）宜进易消化食物，以流质、半流质为主，如米粥、藕粉羹、蛋花汤、牛奶、酸牛奶、细面条、薄馄饨皮等。

（3）宜吃大米、小米、玉米、高粱、豆类及豆制品、新鲜蔬菜水果等。

（1）忌烟、酒。

（2）忌坚硬、生冷、油腻、刺激性食品。少吃产气食物，如坚果类、豆类、马铃薯、南瓜、红薯等。

（3）忌油腻、油炸食物，如油条、油饼及各种咸菜、咸肉、咸鱼、烟熏肉、烟熏鱼。

（4）忌过咸食物，如咸蛋、咸鱼、咸菜、咸肉、酱菜、榨菜等。

15　急性胃炎

急性胃炎是胃黏膜的一种自限性疾病，病变是可逆性的，病程一般较短。急性胃炎可分为单纯性胃炎、糜烂性胃炎、化脓性胃炎和腐蚀性胃炎四种，以单纯性胃炎最为常见。急性单纯性胃炎可由化学、物理因素，微生物感染或细菌毒素等引起。急性胃炎发病急，根据不同病因有不同表现，通常会有腹痛、恶心、呕吐、腹泻，严重者有发热、失水、电解质紊乱、休克。急性胃炎常伴有肠炎性腹泻，二者又并称急性胃肠炎。

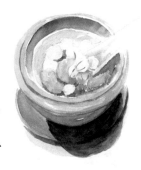

（1）宜大量补充液体，饮食以流质食物为主，辅以少渣、少油腻、易消化的软食，少食多餐。

（2）宜吃各种羹汤粥面，如米糊糊、挂面汤、瘦肉粥、青菜粒粥、银耳冰糖粥、藕粉羹、葛根粉羹等，辅以胡萝卜汁、甘蔗汁、藕汁等。

（3）呕吐、腹泻严重的急性胃肠炎患者，宜暂禁食、输液，让胃肠休息。

忌

（1）忌烟、酒。

（2）忌辣椒、咖喱等刺激性食物和调味品。

（3）忌生冷寒凉、黏滞不易消化的食物，如杂粮、薯类、坚果、糯米、雪糕、冰冻食物等。

（4）忌坚硬、易产气和粗糙多纤维食物，如坚果、薯类。

（5）忌鱼、虾、蟹、肉、蛋、奶等高营养肥腻食物。

（6）忌豆腐、白萝卜、香蕉、雪梨、火龙果、猕猴桃等寒凉食物。

16　慢性胃炎

慢性胃炎是指不同病因引起的各种慢性胃黏膜炎性病变，是一种常见病，其发病率在各种胃病中居首位，年龄越大，发病率越高。

慢性胃炎的发病与急性胃炎遗患、刺激性食物和药物的长期服用、胆汁反流、免疫因素、某些细菌（如幽门螺旋杆菌）等有关。慢性胃炎按胃镜所见病理改变，分为萎缩性胃炎和非萎缩性胃炎，细分为慢性浅表性胃炎、慢性萎缩性胃炎、慢性糜烂性胃炎和慢性肥厚性胃炎。临床上按发病部位分为胃体胃炎和胃窦胃炎。胃体胃炎多为萎缩性改变，胃酸分泌障碍，可致恶性贫血；胃窦胃炎则是以浅表性损害为主，胃酸分泌影响小，一般不引起恶性贫血。慢性胃炎的临床表现为食欲减退，上腹部隐痛或不适、饱胀、打呃、泛酸等。

胃炎病程呈慢性经过，饮食调理十分重要。

（1）食物以细软易消化、富含蛋白质和维生素的为主，少食多餐。发作期宜吃各种羹汤粥面，如萝卜羹、挂面汤、瘦肉粥、青菜粒粥、银耳冰糖粥、藕粉羹、葛根粉羹等，辅以各种鲜榨水果及蔬菜汁，如萝卜汁、西瓜汁、甘蔗汁、藕汁等。

（2）宜吃补益气血的食品，如动物胃肠、动物血、蛋类、奶类、牛肉、羊肉、新鲜蔬菜，可以预防及治疗贫血。

（3）胃酸过多者，宜吃碱性食物，少吃酸性食物，少喝重口味的肉汤或肉汁。

（4）胃酸过少者，宜吃些酸性水果，宜多喝醋、酸奶、肉汤或浓缩肉汁，以增进食欲，少食减少胃液分泌的动物脂肪。

（1）忌烟、酒。

（2）忌浓茶、咖啡等兴奋性食物。

（3）忌粗纤维及黏滞不易消化的食物，如糯米、芋头、红薯等。

（4）忌生冷寒凉、坚硬产气食物，如杂粮、薯类、坚果、雪糕、冰冻食物及冷冻饮料。

（4）忌煎炸烧烤及肥甘厚腻食物。

（5）胃酸过多者忌甜食和酸性食物。

17　消化性溃疡

消化性溃疡是一种常见病，因溃疡的形成和发展与胃液中胃酸和胃蛋白酶的消化作用有关，故名消化性溃疡。此病可发生在消化道与胃液接触的任何部位，但98%发生于胃和十二指肠，故又名胃、十二指肠溃疡。消化性溃疡的发病可能与遗传、环境、精神、药物与化学品、吸烟等因素有关。此病的特点为慢性经过、周期性发作、节律性疼痛。其表现主要为上腹部疼痛，胃溃疡多为餐后痛，于餐后0.5～2小时出现，至下一餐前消失；而十二指肠溃疡多为空腹痛、夜间痛、饥饿痛，在餐后3～4小时出现，进食后可缓解。此外，两者均有反酸、恶心、呕吐表现。消化性溃疡的发病与饮食密切相关，饮食调理具有防治效果。

（1）宜吃富含蛋白质和维生素、热量充足的食物，如牛奶、豆浆、肉类、蛋类、绿色蔬菜和水果。

（2）宜吃松软易消化食物，少食多餐，定时定量。宜吃各种羹汤粥面，如萝卜羹、挂面汤、瘦肉粥、青菜粒粥、银耳冰糖粥、藕粉羹、藕汁等。

（3）宜吃纤维素少或无渣食物，常吃蜂蜜以保持大便通畅。

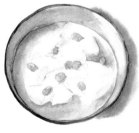

常见内科疾病的饮食宜忌

（1）忌刺激性食物和调味品，如重口味的浓汤、香料、辣椒、可乐等。

（2）忌过甜、过酸、过咸食物，忌空腹吃西红柿、香蕉等。

（3）忌富含纤维素的食物，如粗粮、干豆、红薯、菠萝等。

（4）忌煎、炸、烟熏、腌制、生拌食物。

（5）忌生、冷、硬、易产气、黏滞不易消化食物，如杂粮、薯类、坚果、雪糕、糯米制品、冰冻饮料。

（6）忌烟、酒。

（7）忌咖啡、浓茶等兴奋性食物。

18　胃下垂

胃下垂是由于机体消瘦，腹部肌肉、韧带松弛无力，胃壁张力减低所致，多发生于瘦长身材的人。临床主要表现为上腹部胀满不适，进食后加重，站立后有胃脘部下垂牵拉感，而平卧时症状减轻。同时有消化不良、胃纳欠佳、腹中有气过水声等表现。胃下垂的原因为消瘦。中医认为胃下垂属脾气虚、中气下陷，可伴有其他内脏下陷、中气不足的表现，治疗胃下垂须用益气健脾、补中提升的药物。此病呈慢性经过，药物治疗效果不佳，饮食调养，补益身体是根本。

（1）宜吃高蛋白质、高热量、高糖食物，脂肪也不必过分限制。

（2）宜吃易消化、吸收的食物，食物加工宜精细，以羹汤粥面为主食，如挂面、瘦肉粥、青菜粒粥、银耳冰糖粥、藕粉羹等，辅以多种鲜榨水果及蔬菜汁。

（3）宜吃"血肉之品"及增加食欲、促进消化的食品，如肉类、鱼、奶、蛋类、猪肚、猪肠等。

（1）忌烟、酒。

（2）忌辛辣刺激性食物。

（3）忌生冷寒凉、坚硬产气、黏滞不易消化食物，如杂粮、薯类、坚果、糯米制品、雪糕、冰冻饮料等。

19　脂肪肝

脂肪肝是由于摄入热量或脂肪过多，脂肪沉积在肝脏中，造成的肝脏功能障碍。此病多发生于单纯性肥胖症和肝炎后。单纯性肥胖或肝炎的患者由于摄入过多热量，机体热量供过于求，肝内脂肪来源增多，加上肝脏利用及转运脂肪的功能不足，从而导致脂肪在肝脏中堆积，形成脂肪肝。脂肪肝的主要表现是肝脏的功能下降，出现消化不良、厌食、怕油等表现，严重者会有肝脏胀痛的症状。

（1）宜吃低脂、低糖及含有充足维生素、微量元素的食物，限制食盐摄入，减轻体重。

（2）宜吃有脱脂作用的食物，如脱脂牛奶、蛋白、豆腐、豆腐干、瘦猪肉、鱼等，植物油如橄榄油、山茶油、豆油、葵花籽油等。

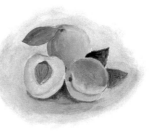

（3）宜吃多纤维食物，如各种粗粮、粗纤维蔬菜、食用菌等。

（4）宜吃富含不饱和脂肪酸的食物，如韭菜、萝卜、西红柿、冬瓜等各种蔬菜；草菇、香菇等菇类；黄豆、赤小豆、绿豆等豆类及豆制品；海带、紫菜和各种鱼类；石榴、香蕉、苹果、柑橘等水果；酸奶、燕麦。

（5）宜多饮茶，以绿茶和生普的去脂肪减肥效果最佳，脾胃虚寒、胃脘不适者可饮熟普或红茶。

（1）忌高糖多淀粉食物，如米、面、薯类及其制品，特别是面包、蛋糕等，较甜的水果也不宜吃过多。

（2）忌饱和脂肪酸含量高的食物，如牛油、奶油和猪油等动物油脂，椰子油、可可油、棕榈油等植物油脂，动物脑髓、动物内脏、动物脂肪、蛋类、鱼子等。

（3）忌烟、酒。

（4）忌辛辣刺激性食物和调味品，如姜、辣椒、胡椒、芥末、咖喱等。

（5）忌巧克力、糖果、蜜饯、坚果、瓜子、奶油饼干等零食，少吃精糖，如白糖、葡萄糖、蜂蜜、糖果等。

（6）忌油炸食品及洋快餐类高脂肪、高蛋白、高糖量垃圾食品。

20　肝硬化

肝硬化是一种常见的慢性肝病，发病早期无明显症状，发病后期出现肝功能损害及门脉高压，常出现严重并发症。肝硬化的病因很多，主要的病因有：病毒性肝炎、血吸虫病、酒精中毒、药物或工业毒物、胆汁淤积、循环障碍、肠道感染、代谢紊乱、营养失调等。国内肝硬化的主要原因是乙型肝炎，国外是酒精中毒。肝硬化代偿期症状较轻，常见症状有上腹饱胀、食欲不振、乏力、恶心、厌油等；失代偿期症状有厌食、上腹饱胀、胀痛、腹泻、出血、贫血、脾肿大、水肿、腹水、腹壁静脉曲张；晚期症状有上消化道出血、各种感染、肝性昏迷、原发性肝癌、肝肾综合征、电解质紊乱等严重并发症。

（1）宜食物多样化，清淡可口易消化，多吃高热量、富含蛋白质和维生素的食物，如鸡蛋、动物肝、瘦肉、鱼、家禽肉等。

（2）宜补充胶原物质，如富含胶原蛋白的肉皮冻、蹄筋、海参等。增加含铁食物，如肝泥、菜泥、枣泥。

（3）宜吃利尿性食物，如玉米须、赤小豆、茅根、茯苓、鲤鱼、带鱼、西瓜、冬瓜等。

（4）宜吃富含微量元素的食物，如瘦猪肉、牛肉、鱼、核桃、淡菜等。

（5）宜多喝清肝的汤水，如冬瓜瘦肉汤、海带萝卜排骨汤、土茯苓瘦肉汤、五指毛桃猪胰汤、茵陈杏仁猪肺汤、青菜粒粥、银耳雪梨枸杞糖水、葛根粉羹、绿豆汤等，以及各种鲜榨水果及蔬菜汁，如西瓜汁、甘蔗汁、杏仁汁、萝卜汁、芹菜汁、藕汁和复合蔬果汁等。

（1）忌烟，忌所有的酒及含酒精的食品，必须做到滴酒不沾。

（2）忌一切辛辣刺激燥热食物和调味品，如花椒、辣椒、咖喱、桂皮、羊肉等。

（3）忌腌制、烟熏食物，如咸鱼、咸菜、腌肉、腌鱼、烟熏鱼、烟熏肉、加工肉等高致癌性的食物，以及发霉腐败变质食品。

（4）忌防腐剂和农药残留量超标的食物，各种含铅等重金属、添加剂、防腐剂的罐头及其他加工食品和造影剂。

（5）忌暴饮暴食，忌进食过饱，忌油腻、糯性黏滞、坚硬不易消化食物。

（6）食道静脉曲张者忌吃硬饭、带刺的鱼、坚果及含粗糙纤维的食物。肝昏迷者忌蛋白质。浮肿、腹水者忌过咸食物和高脂肪食物。

（7）忌咖啡、可可、浓茶等兴奋性食物。

21　胆囊炎

胆囊炎是由细菌感染，浓缩的胆汁或反流入胆囊的胰液的化学刺激引起的胆囊炎性疾病，以发热、右上腹痛及压痛、呕吐、白细胞增多等为常见表现。胆囊炎分为急性胆囊炎和慢性胆囊炎。慢性胆囊炎常因饮食不节制等诱因引起急性发作，出现高热、右上腹剧痛、呕吐症状。急性胆囊炎和慢性胆囊炎急性发作的治疗措施为以抗生素控制感染和服用利胆药物，病情重、药物无法控制或慢性胆囊炎反复急性发作者，宜做手术切除胆囊。胆囊炎的预防措施是合理的饮食，控制饮食是内、外科治疗胆囊炎的重要环节。

（1）宜营养丰富、高糖、低脂饮食，少食多餐，多饮水，多喝果汁、汤水，如矿泉水、梨汁、橙汁、苹果汁、荸荠汁、西瓜汁等，以稀释胆汁。

（2）宜吃富含维生素、微量元素食物，如胡萝卜、薯类、菠菜、芹菜、黄花菜、西瓜、杏、赤小豆、黄豆、蚕豆、糙米、面粉、小米、玉米、豌豆、绿豆、豇豆、花生。

（3）宜吃低脂肪食物，如各种
粗粮、豆类及豆制品、植物油、粗纤
维蔬菜、瓜果、食用菌、鱼、海参、
海蜇、紫菜、海草、瘦肉、坚果等。

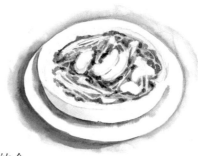

（4）急性期患者宜吃松软易消化的全
素少油清淡食物，以羹汤粥面为主食，辅以各种鲜榨水果及蔬菜汁。

（1）忌肥腻、多油、燥热食物，如肥肉、油炸食品。

（2）忌胆固醇含量高的食物，如羊肉、牛肉、鱼、虾、蟹、蛋
　　黄、奶酪、动物脑、鱼子及动物内脏。

（3）忌烟、酒。

（4）忌刺激性食物及气味浓烈的调味品，如姜、花椒、辣椒、桂皮。

22　胆结石

　　胆结石是指胆道系统（包括胆囊、胆管）的任何部位发生结石的
疾病，也是消化系统的一种常见病，常与胆囊炎并发，互为因果。本
病以中年肥胖妇女多见。胆石症的形成原因有胆汁淤积、胆汁内有细
菌感染、胆汁成分改变等，与饮食营养关系密切。胆石症的临床表现
取决于结石是否引起胆道感染、胆道梗阻及梗阻的部位与程度。患者
平时多无症状或有轻度消化不良，饱餐或高脂肪饮食后，胆囊收缩，
可使胆石嵌顿于胆管，引起胆绞痛，多于夜间发病，出现右上腹逐渐
加剧的绞痛，并放射到右肩胛下区或右肩，伴有恶心、呕吐、发热、
恶寒、寒战。胆石症的综合治疗措施为：①饮食控制；②溶石治疗；
③利胆消炎止痛；④内科保守治疗无效者手术治疗。

（1）宜吃清淡易消化、富含维生素的食物。急性期以各种羹汤粥面为主食，如萝卜羹、挂面汤、瘦肉粥、青菜粒粥、银耳冰糖粥、藕粉羹、葛根粉羹、绿豆汤等，辅以各种鲜榨水果及蔬菜汁，如西瓜汁、甘蔗汁、萝卜汁、藕汁等。

（2）宜吃植物油，如豆油、花生油、玉米油、芝麻油、米糠油。

（3）宜吃绿叶蔬菜和富含维生素A的食物，如小白菜、菠菜及胡萝卜等。

（4）宜吃具有利胆作用的食物，如山楂、乌梅、玉米须、荠菜、茉莉花、玫瑰花、菊花、西瓜、玉米，喝橙汁、梨汁、荸荠汁等。

（1）忌胆固醇含量高的食物，如猪脑、猪肝、猪心、鸡肝、鸭肝、鸡蛋、腊肠，少吃糖、动物脂肪、奶酪。

（2）忌刺激性强的食物、气味浓烈的调味品、煎炸的食物。

（3）忌烟、酒。

（4）忌肥甘厚腻的肉食及虾、蟹等。

（5）忌过冷、过热饮食。

23　急性胰腺炎

急性胰腺炎是胰腺消化酶消化胰腺自身所致的急性化学性炎症。此病可见于任何年龄，但以青壮年居多，女性多于男性。临床上有突然发作的上腹部持续性剧痛，阵发性加剧，常伴有恶心、呕吐，严重者可有休克、呼吸衰竭和腹膜炎等表现。急性胰腺炎分为水肿型和出血坏死型。前者常见，预后较好，以急性腹痛，恶心，呕吐，以及血清、尿淀粉酶升高为主要表现；后者虽较少见，但病情严重，预后较差。除上述表现外，常并发休克和腹膜炎等。引起急性胰腺炎的原因有：①胆道疾病；②十二指肠乳头邻近部位病变；③胰管梗阻；④酗酒和暴饮暴食；⑤急性传染病；⑥手术和外伤等。

（1）解除禁食后宜吃无脂、低蛋白流质，以羹汤粥面为主食，如米汤、挂面、白粥、青菜粒粥、藕粉羹、葛根粉羹等，辅以鲜榨水果及蔬菜汁。

（2）宜逐步进食松软易消化的清淡食物，根据病情梯次增加主食的稠度和肉量，如稀烂米饭、西红柿汤、绿豆汤、青菜、面条、猪肝汤、瘦肉汤、豆浆和牛奶，以及新鲜蔬果汁，如西瓜汁、梨汁、橙汁、荸荠汁等。

（1）急性期患者禁食。

（2）忌油腻性食物，如肥肉、海鲜、花生、核桃、芝麻、油酥点心、蛋黄、奶酪、动物脑、鱼子及动物内脏。

（3）忌辛辣刺激性食物和调味品，如姜、花椒、辣椒等。

（4）忌饮食过饱，忌重口味食物，蛋白质、糖也要控制。

24　慢性胰腺炎

慢性胰腺炎有慢性复发性胰腺炎和慢性胰腺炎两种类型。前者是在已有损伤的胰腺基础上，反复急性发作；后者则为慢性胰腺炎的持续过程。其主要表现为腹痛、脂肪泻，或只有脂肪泻而无腹痛，有时出现腹部包块、消瘦、黄疸和糖尿病。慢性复发性胰腺炎急性发作时，酷似急性胰腺炎，主要表现为反复剧烈腹痛；慢性胰腺炎以持续性腹痛及脂肪泻为主要表现，有时会只有腹泻而无腹痛。

（1）宜进食清淡易消化、低脂肪食物，日常饮食以米面、青菜、水果为主，如白粥、青菜粒粥、麦片粥、挂面、稀烂米饭、蔬果汁等，少食多餐。

（2）宜营养均衡，食物多样化，补充维生素和微量元素，宜吃小麦、小米、玉米、大米、面粉、红薯、糙米、燕麦、黄豆及豆制品。

（3）宜吃富含维生素C的食物，如苹果、香蕉、柑橘、车厘子、猕猴桃、火龙果等新鲜水果，草菇、香菇等食用菌，萝卜、青菜、卷心菜、菠菜、苋菜、白菜等蔬菜。

（4）宜吃各种羹汤粥面，如挂面汤、瘦肉粥、青菜粒粥、藕粉羹、葛根粉羹、绿豆汤等，辅以各种鲜榨水果及蔬菜汁。

（1）忌暴饮暴食，三餐控制在六成饱。忌肥腻食物，如肥猪肉、羊肉、肉松、核桃、花生、葵花子、芝麻、油炸食物、奶油点心等。

（2）忌粗糙纤维多、对肠道有刺激的食物。

（3）忌烟、酒。

（4）忌酸、麻、辣等重口味刺激性食物。

25　溃疡性结肠炎

溃疡性结肠炎又称慢性非特异性结肠炎，是一种原因不明的直肠和结肠的慢性炎性疾病，病变主要限于结肠的黏膜，且以溃疡为主，多累及直肠和远端结肠，但可向近端扩展，以致遍及整个结肠。其主要症状有腹痛，腹泻和大便中含血、脓和黏液。此病病程漫长、病情轻重不一，常反复发作，症状持续存在或发作期与间歇缓解期相交替，病情重时每日腹泻10余次，可伴有阵发性腹痛和里急后重，病久者消瘦、贫血、全身虚弱，部分患者可有畏寒、发热、厌食、恶心等症。

（1）饮食宜清淡、松软易消化、营养丰富，以米面、蔬菜、水果为主。病情严重者吃羹汤粥面，如挂面、白粥、青菜粒粥、藕粉羹、藕汁等。

（2）宜吃具有清热解毒作用的食物，如苋菜、苦瓜等。

（3）宜吃具有健脾理气作用的食物，如莲子、薏仁、芡实、陈仓米、山药、陈皮等。

（4）宜多吃具有固涩作用的食物，如赤小豆、扁豆、乌梅、莜麦面、山楂、陈皮、石榴皮等，多喝茶。

（1）忌辛辣刺激性食物和调味品，如姜、花椒、辣椒等。

（2）忌生硬不易消化的食物。

（3）忌肥腻、油炸食物，如肥肉、海鲜、花生、核桃、芝麻、油酥点心、蛋黄、奶酪、动物脑、鱼子及动物内脏。

（4）忌牛奶及乳制品。

（5）忌暴饮暴食、过饱饮食。

（6）忌烟、酒。

26 急性肾炎

急性肾炎即急性肾小球肾炎，其特点是起病急、病程短，以血尿、蛋白尿伴有肾小球滤过功能下降及水钠潴留为其主要表现。肾小球滤过率明显降低可导致尿少、氮质血症，严重的水钠潴留可导致高血压、水肿及循环瘀血，此病多见于儿童，一般男性多于女性，大部分患者预后良好，没有后遗症。急性肾炎在咽炎、扁桃体炎、皮肤感染、猩红热等链球菌或其他细菌感染之后2～3周发病，起病比较急，起病时少尿、蛋白尿、血尿，浮肿从眼睑、颜面起，发展至全身，伴高血压、肾功能减退，以及疲乏、厌食、恶心、呕吐、腰痛等全身表现。急性肾炎的治疗除使用抗生素、利尿外，休息和饮食调理也很重要。

（1）宜低蛋白、高糖（如粮食、葡萄糖、蜂蜜、白糖、果汁、水果羹），高维生素（如新鲜蔬菜和水果）、低脂肪、低盐饮食。

（2）宜喝菜汁、橘子汁、柠檬汁，吃新鲜蔬菜、水果。

（3）宜清淡、平和、无刺激饮食。

（1）忌刺激性食物及辛辣温热调味品；姜、咖喱、芥末、胡椒、辣椒等各种香料。

（2）忌油煎、烧烤、坚硬不易消化的食物。

（3）忌富含草酸的食物，如菠菜、竹笋、苋菜等。忌嘌呤含量高的食物，如豆类及豆制品、动物内脏、浓鸡汤、肉汤等。

（4）忌过咸食物，限制钠盐摄入，如海鱼、咸蛋、皮蛋、奶酪、咸鱼、咸菜、咸肉、酱菜、榨菜、味精、豆瓣酱等。

（5）忌高钾食物，如牛肉、鸡肉、瘦猪肉等肉类，以及海鲜、马铃薯、苋菜、香蕉、柑橘、橙子、葡萄、樱桃、南瓜、坚果等。高钾食物的评估标准是每100克食物的含钾量，肾脏病、肾衰竭患者尽量不吃钾含量高的食物。

（6）忌烟、酒。

（7）忌咖啡、茶、可可等兴奋性食物。

27　慢性肾炎

慢性肾炎，全称为慢性肾小球肾炎，由多种病因引起，多见于成人，症状表现为病程长（在1年以上，长者可达数十年），有蛋白尿、镜下血尿、水肿、高血压等。慢性肾炎晚期由于肾小球炎症不断发展，正常"健存"的肾单位越来越少，纤维组织不断增多，肾脏萎缩，而致肾功能衰竭。慢性肾炎根据症状表现可以分为三种类型：①普通型：一般的水肿、肾功能减退。这种类型最常见。②肾病型：明显水肿、大量蛋白尿。③高血压型：以血压持续、中度增高为特点。此病是慢性经过，饮食治疗是综合治疗的重要措施之一。

（1）宜吃淀粉类易消化食物，如米、面及其制品等。

（2）宜低盐饮食，多吃低钠食物，如大白菜、菜花、莴笋、冬瓜、丝瓜、西红柿、芋头、苋菜、荸荠、柑橘、苹果、梨、西瓜等。

（3）宜低钾饮食，多吃低钾食物，如蛋类、海参、面筋、藕粉羹、凉粉、菱角、青菜、瓜果等。

（4）宜补充铁剂，多吃高铁食物，如猪肝、菠菜、木耳、红枣等。

（5）宜补充维生素，多吃新鲜蔬菜水果，如冬瓜、金针菇、鲜藕、萝卜、西红柿、胡萝卜、蜜桃、梨、橘子、西瓜等。

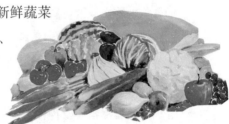

（1）忌烟、酒。

（2）忌辛辣刺激性食物和调味品，如姜、花椒、辣椒等。

（3）忌鹅肉、公鸡、猪头肉、海腥类等发物。

（4）忌高钠食物，如海鱼、咸蛋、皮蛋、奶酪、咸鱼、咸菜、咸肉、酱菜、榨菜、味精、豆瓣酱等。

（5）忌高钾食物，如榨菜、咸菜、动物内脏、虾、蟹、香蕉、坚果等。

28　慢性肾功能不全

慢性肾功能不全是发生于各种慢性肾脏疾病后期的一种病症，以肾功能减退、代谢产物潴留、水电解质及酸碱平衡失调为主要表现。按照肾功能损害的程度，慢性肾功能不全可分为四期：①慢性肾功能不全代偿期；②慢性肾功能不全失代偿期；③肾功能衰竭期；
④尿毒症期。各种慢性肾脏疾病都可以导致肾功能不全，其中以慢性
肾小球肾炎、慢性肾盂肾炎和肾小动脉硬化引起者较为多见。此外，
有肾结核病、泌尿道结石、系统性红斑狼疮、糖尿病、高尿酸血症、
各种药物和重金属所致的间质性肾炎。慢性肾功能不全患者早期症状
有厌食、腹部不适、恶心、呕吐，中期症状有疲乏、头晕、高血压、
贫血、皮肤瘙痒、多尿、少尿等，晚期症状有嗜睡、烦躁、谵语、抽
搐、惊厥、昏迷等。

（1）宜吃高糖食物和生物利用度高的蛋
白质，如乳类、蛋类、瘦肉、蜂蜜、葡萄
糖、果汁等。

（2）宜吃新鲜蔬菜、水果，补充维
生素及叶酸等。

（3）宜食用植物油，且不限制脂肪摄入量。

（1）忌烟、酒。

（2）忌辛辣刺激性食物和调味品，如辣椒、花椒等。

（3）忌公鸡、鹅肉、猪头肉及海腥类等发物。

（4）忌高钠食物，如海鱼、咸蛋、奶酪、咸鱼、咸菜、咸肉、酱
　　菜、榨菜、味精、豆瓣酱等。

（5）忌高钾食物，如榨菜、咸菜，以及动物内脏、海带、紫菜、
　　虾、蟹等。

（6）忌咖啡、可可等兴奋性食物。

29　尿路感染

尿路感染是由细菌（极少数可由真菌、原虫、病毒）引起的泌尿道炎症。尿路感染的发病率相当高。引起尿路感染的致病菌以大肠杆菌最为多见，占60%～80%。尿路感染发病时，往往有发热、恶寒、寒战，体温可高达38～40℃，可伴有尿频、尿急、尿痛、尿道灼热感、腰痛、乏力等症状，同时有腰部叩击痛，尿液检查有大量白细胞，少数患者有明显的血尿。

（1）宜饮食清淡、易消化，宜吃富含水分、营养及维生素的食物。多饮水、喝汤，多排尿。

（2）宜吃新鲜蔬菜、水果，如青菜、西瓜、梨、鲜藕、枇杷等。

（3）宜吃具有抗尿路感染的食物，如鱼腥草、蒲公英、大青叶、茅根、板蓝根、平菇、马齿苋、包菜、萝卜、薏仁等。

（4）宜吃具有清热解毒、利尿通淋作用的食物，如菊花、荠菜、冬瓜、玉米须、车前草、山楂、芹菜、莴苣、绿豆、赤小豆、葛根粉羹、莲子、百合、核桃、栗子、松子、金橘、蜂蜜等。

（1）忌烟、酒。

（2）忌辛辣刺激性食物和调味品，如姜、胡椒、辣椒、韭菜等。

（3）忌羊肉、兔肉等温热性食物及油腻、煎炸食物。

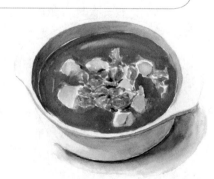

30　贫血

贫血通常是指外周血中血红蛋白浓度、红细胞计数、血细胞比容低于同年龄和同性别正常人的最低值，其中以血红蛋白浓度低于正常值最为重要。贫血多为缺铁性贫血，可以分为三种类型。①红细胞生成减少性贫血：造血物质铁缺乏、骨髓造血功能障碍；②红细胞破坏过多性贫血：各种溶血性贫血；③红细胞丢失过多性贫血。贫血的结果是血液携氧能力的减弱。常见的症状有：疲乏困倦；皮肤、黏膜、指甲苍白；心悸、气促；头晕、眼花、注意力不集中；食欲减退等。

（1）宜补充足够蛋白质，宜吃牛奶、瘦肉、鱼、蛋类、豆类及豆制品。

（2）宜吃富含维生素C的新鲜蔬菜及酸味水果，如西红柿、山楂、杨梅。

（3）宜吃富含铁质的食物，如动物血、动物肝脏、蛋黄、菠菜、芹菜、萝卜缨、苋菜、荠菜、樱桃等。

（4）宜吃富含叶酸、维生素B_{12}的食物，如茶叶、杏、桃、葡萄干、红枣等。

（1）忌烟、酒。

（2）忌坚硬不易消化的食物。

（3）忌肥腻、黏滞食物，如糯米饭、肥肉等，以免伤了脾胃。

31　血小板减少性紫癜

　　血小板减少性紫癜是指出血、凝血机制异常导致自发性出血或损伤后出血不止的出血性疾病，主要表现为皮肤出现瘀点、瘀斑，黏膜及内脏器官出血和出血时间延长。根据病因可以分为原发性血小板减少性紫癜和继发性血小板减少性紫癜两大类；临床上按病情程度又分为急性型和慢性型两种。原发性血小板减少性紫癜的病因与免疫因素有关，患者体内存在抗血小板抗体，使血小板损伤，同时脾脏破坏血小板增多，血小板生成减少，毛细血管脆性增高。继发性血小板减少性紫癜常因再生障碍性贫血、白血病、脾功能亢进、尿毒症、细菌感染、药物、肿瘤等原因造成血小板产量不足、破坏、损耗过多及血小板分布紊乱，引起发病。

　　（1）宜吃富含蛋白质的食物，如牛奶、瘦肉、鱼、蛋类、豆类及豆制品。

　　（2）宜吃具有治疗血小板减少性紫癜作用的食物，如红枣、核桃、扁豆、蚕豆、荠菜、猪心、猪肚、猪皮、骨头汤等。

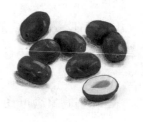

　　（3）贫血者宜吃动物肝、蛋黄、菠菜、芹菜、苋菜、荠菜、西红柿、杏、桃、葡萄干、柑橘、无花果等。

　　（1）忌烟、酒。

　　（2）忌辛辣刺激性食物和调味品，如姜、花椒、辣椒等。

　　（3）忌公鸡、鹅肉、猪头肉等发物。

32　过敏性紫癜

过敏性紫癜是一种较常见的微血管变态反应性出血性疾病。此病是一种全身性血管性疾病，病因是小动脉和毛细血管对某些物质发生的过敏反应。其表现为皮肤瘀点、紫癜，多出现于下肢关节周围及臀部，常对称分布；有阵发性腹绞痛或钝痛，可并发腹泻、呕吐、便血；关节肿痛、积液、发热，多见于膝、腕、肘、踝等关节。引起过敏的因素有：细菌、病毒、寄生虫等感染；鱼、虾、蟹、蛋、牛奶等蛋白质含量高的食物；抗生素、磺胺等药物及植物花粉、昆虫咬伤等。

（1）宜吃清淡易消化、富含维生素C和胶原的食物，包括新鲜蔬菜、酸果、猪蹄、蹄筋等。

（2）出血多致贫血者宜吃富含铁、维生素B$_{12}$、叶酸的食物，如动物肝、猪心、猪肚、瘦肉、蛋黄、菠菜、芹菜、苋菜、荠菜、西红柿、杏、桃、葡萄干、红枣、橘子、无花果等。

（1）忌虾、蟹、贝类、牛奶、蛋类等易引起过敏反应的异体蛋白。

（2）忌公鸡、鹅肉、猪头肉、海腥类等发物。

（3）忌烟、酒。

（4）忌辛辣刺激性食物。

33　单纯性甲状腺肿

单纯性甲状腺肿是缺碘、致甲状腺物质或酶缺陷等原因导致的代偿性甲状腺肿大，一般不伴有甲状腺功能改变。缺碘是地方性甲状腺肿的主要原因，流行地区的饮水、食盐和食物中含碘量均较低，食用碘化食盐可防治甲状腺肿大。此病起病缓慢，常无自觉症状。甲状腺肿大常始于青春期，呈弥漫性肿大、质软，严重者肿大如婴儿头。其主要表现为局部压迫症状，干咳、声嘶、呼吸或吞咽困难。

（1）宜吃含碘丰富的食物，如海带、海草、紫菜、海鱼、海蜇、蛤蜊、鸡蛋等。

（2）宜吃富含维生素C的新鲜蔬菜、水果。

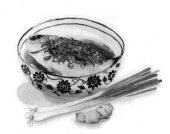

（1）忌烟、酒。

（2）忌烧烤、煎炒、油炸燥热食物。

（3）忌烟熏、腌制、酸渍食物，如烟熏肉、咸鱼、咸菜、腌肉、腌鱼、酸菜、酸笋等。

（4）忌辛辣刺激性食物和调味品，如辣椒、咖喱、葱、蒜、韭菜、芥末、花椒、桂皮等。

（5）忌咖啡、浓茶、可可等兴奋性食物。

34　甲状腺功能亢进

甲状腺功能亢进症简称甲亢，是指甲状腺功能增强、激素分泌增多所致的一组常见的内分泌病。此病多见于女性。患者怕热多汗、体重减轻、疲乏无力、工作效率锐减，常神经过敏、易于激动、烦躁多虑、失眠紧张、注意力不集中、手指震颤；胸闷、心悸、气促，稍一活动后加剧，严重者会导致甲亢性心脏病。甲亢性心脏病的特征是心动过速、心律失常、心脏可听到杂音；患者食欲亢进但体重明显减轻。甲亢患者大便频繁甚而慢性腹泻，女性患者可有月经减少或闭经，男性患者则常有阳痿。检查可见甲状腺呈弥漫性肿大，双侧对称呈蝶状，随吞咽上下移动，部分患者有眼球向前突出的症状。

（1）宜吃热量高、维生素高、蛋白质和糖类足够的食物，宜吃新鲜蔬菜、水果及含钙质多的奶类、鱼虾等食物。

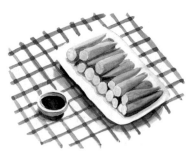

（2）宜用性味平和、平补清补类食物，如谷类、豆类、雪梨、藕、芹菜、百合、甲鱼、鸭肉、鸭蛋、蚌肉、瓜菜类。

忌

（1）忌烟、酒。

（2）忌辛辣刺激性食物和调味品，如姜、花椒等。

（3）忌油煎、烧烤等燥热性及油腻食物。

（4）忌烟熏、腌制、酸渍食物，如烟熏肉、咸鱼、咸菜、腌肉、腌鱼、酸菜、酸笋等。

（5）忌咖啡、可可等兴奋性食物。

35　肝豆状核变性

肝豆状核变性又称威尔逊病，是一种常染色体隐性遗传的铜代谢障碍引起的肝硬化和脑变性疾病。正常成人每天从膳食中摄入一定量的铜，进入肝脏经胆道由肠道排出。肝豆状核变性患者胆道排铜发生缺陷，过量的游离铜沉积于组织，引起肝、脑、肾等器官的损害。肝豆状核变性多在10～20岁间起病，肢体随意运动、震颤，面容缺乏表情如"面具脸"样，有不能自制的哭笑、口角流涎、吞咽困难。多数患者有肝硬化，却无肝脏损害的表现，可有骨质疏松、多发性骨折。肝豆状核变性的一个重要体征是角膜边缘与巩膜交界处常有金黄色或绿褐色色素环。此病多为隐匿起病，进展缓慢。

（1）饮食宜低蛋白、低糖、低铜，清淡易消化。

（2）宜多选用含铜量低的食物，如粗米、粗面、荞麦、小米、玉米、高粱、牛奶、豇豆、马铃薯、白萝卜、胡萝卜、芥蓝、

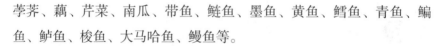

荸荠、藕、芹菜、南瓜、带鱼、鲢鱼、墨鱼、黄鱼、鳕鱼、青鱼、鳊鱼、鲈鱼、梭鱼、大马哈鱼、鳗鱼等。

（1）忌含铜量高的食物，包括干豆、芝麻、核桃、动物肝肾、虾、蟹等。

（2）忌饮食过饱、大吃大喝，以免加重肝脏、胃肠道负担。

（3）忌烟、酒。

（4）忌一切辛辣刺激燥热食物和调味品，如辣椒、咖喱、芥末、桂皮、羊肉等。

（5）忌咖啡、可可、浓茶等兴奋性食物。

36 面神经麻痹

面神经麻痹俗称面瘫，常由面神经炎引起。面神经麻痹是茎乳突孔内急性非化脓性的炎症，引起周围性面神经麻痹。此病确切的病因尚不明确，任何年龄都可发病，但以20~40岁最为多见，男性患者略多于女性患者，绝大多数为一侧性。通常急性起病，一侧面部表情肌突然瘫痪，往往在清晨起床洗脸漱口时发现口角歪斜、面肌麻痹。其表现为病侧额纹消失、眼裂扩大、鼻唇沟平坦、口角下垂、面部被牵向健侧。病侧不能皱额、蹙眉、闭目、露齿、鼓气。吹口哨时漏气，并有食物残留、淌口水。通常在起病后1~2周内开始恢复，大约75%的患者在几周内可基本恢复正常，5%左右的患者可能遗留有口角歪斜等后遗症。

（1）饮食宜清淡、易消化、营养丰富，多喝果汁、菜汤、肉汤、蛋汤、乳类；急性期宜进流质、半流质，以避免面部肌肉运动。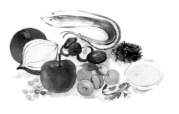

（2）宜吃具有清凉作用的食物，如菊花、枸杞，喝冬瓜汤、丝瓜汤等，以及新鲜蔬菜、水果，但宜做成泥、汁、汤。

（3）宜吃具有治疗作用的食物，如鳝鱼血、鲤鱼血、鳖鱼血、雄鸡血、嫩黄牛肉等。

（1）忌烟、酒。

（2）忌辛辣刺激性食物和调味品，如姜、韭菜、花椒、辣椒等。

（3）忌油炸烧烤、肥腻厚味食物。

（4）忌坚硬、黏滞、不易消化的食物。

37　神经衰弱

　　神经衰弱是一种常见的神经官能症，多见于中青年，以脑力劳动者居多。患者常觉脑力和体力不足、容易疲劳、工作效率低下、常有头痛等躯体不适和睡眠障碍，但无器质性病变存在。多数患者身体瘦弱、自主神经易兴奋、血压常偏低。神经衰弱患者性格多不开朗，有胆怯、自卑、敏感、多虑、依赖性强、缺乏自信等特点。与此病发病有关的精神因素包括工作和学习过度紧张、生活长期不规律、思想矛盾持久不能解决、思想负担过重和不愉快情绪。神经衰弱的主要症状有：易疲劳、易兴奋、易激动发怒、睡眠障碍、头晕、耳鸣、注意力不集中、健忘、头颈部肌肉紧张性疼痛、自主神经功能紊乱。患者大多起病徐缓、病程长，且病情常有波动。

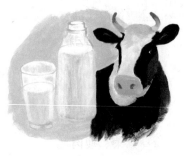

　　（1）宜吃清淡、易消化、营养丰富的食物，补充维生素，如瘦肉、鸡肉、鸭肉、动物内脏、鱼、蛋类、豆类，以及新鲜蔬菜、水果。

　　（2）宜吃能宁心安神、促进睡眠的食物，如小麦、小米、酸枣、百合、核桃、桑葚、芡实、莲子、莲心、牛奶等。

（1）忌辛辣刺激性食物和调味品，如胡椒、辣椒、姜。

（2）忌烟、酒。

（3）忌晚餐过饱或过少，以免影响睡眠。

（4）忌咖啡、可可、浓茶等兴奋性食物。

（5）忌油煎、烧烤等温燥食物。

38　阿尔茨海默病

阿尔茨海默病是一组慢性进行性神经衰退性疾病，临床表现为痴呆综合征，病理改变以大脑的变性和萎缩为主。此病起病徐缓，早期表现为性格改变、记忆力减退、任性、固执自私、不喜与人交往、对家人冷漠、易怒、多疑、睡眠节律改变；进一步则发展为智能活动全面减退，举止幼稚、不知羞耻、收集废物、不识饥饱；后期生活不能自理，卧床不起，大、小便失禁，发音含糊，口齿不清、言语杂乱，经常重复一些无意义的动作。一般在起病后4～5年内进入严重痴呆。

（1）宜吃清淡、易消化、营养丰富、富含维生素的食物，宜选用含优质蛋白质的食物，如乳类、蛋类、肉、鱼、豆类及豆制品。

（2）宜吃新鲜蔬菜和水果，特别是黄绿叶的蔬菜。

（3）宜吃对治疗阿尔茨海默病具有辅助作用的食物，如羊脑、猪脑、猪心、猪血、紫菜、瘦肉、豌豆、红枣、酸枣等。

（1）忌烟、酒。

（2）忌辛辣刺激性食物和调味品，如辣椒、咖喱、芥末、桂皮、羊肉等。

（3）忌肥腻、油煎、烧烤食物。

（4）忌高脂肪和高胆固醇食物，以免加重动脉硬化，如蛋黄、鱼子、动物内脏。

（5）忌咖啡、可可、浓茶等兴奋性食物。

047

常见内科疾病的饮食宜忌

39　脑动脉硬化症

脑动脉硬化症是脑动脉硬化致使脑动脉壁逐渐增厚、管腔变窄、管壁弹性降低，造成脑组织的缺血、缺氧、梗死、软化灶，导致脑功能进行性衰退和出现神经系统损害体征。多数患者有高血压及高脂血症，起病多缓慢，呈阶梯形的智能衰退。早期患者有头晕、头痛、注意力不集中、记忆力减退、疲乏、失眠或嗜睡、手足发麻表现，但人格和判断、推理、计算能力，自知力在相当长的时期保持良好。后期患者情绪不稳、易激动、喜怒无常，有被害妄想症、夸大、抑郁、疑病等表现，夜间可有谵妄发作。晚期患者可见强制性哭笑，或情感淡漠及明显痴呆。急性起病者可在一次或数次短暂脑缺血性发作后，突然发生谵妄，发生过后出现人格和智能障碍。脑动脉硬化症的病程常呈跳跃性加剧和不完全性缓解，此为本病的特征，脑电图常呈明显的异常。

（1）饮食宜清淡、易消化，减少热量、控制体重，少食多餐，不宜过饱。

（2）宜吃富含不饱和脂肪酸的食物，如花菜、韭菜、姜、萝卜、西红柿、冬瓜、海带、紫菜、菇类、豆类及豆制品、鱼类、苹果、山楂、柑橘、酸奶、燕麦。

（3）宜吃有助于排脂的食物，如芹菜、西红柿、山楂、柿子、香蕉、椰子、桃、西瓜、荸荠、桑葚、海带、淡菜、茼蒿、菊花、海蜇、莲子、黑木耳、大枣等。

（4）宜饮淡茶，可饮少量葡萄酒（饮酒目前尚存争议）。

（1）忌烟、烈酒。

（2）忌一切可能导致脑动脉收缩的辛辣刺激燥热食物和调味品，如辣椒、咖喱、芥末、桂皮、羊肉等。

（3）忌肥肉、动物内脏、海腥类等肥腻、高胆固醇食物。

（4）忌烧烤、煎炒、油炸等燥热食品。

（5）忌烟熏、腌制、酸渍食物，如烟熏肉、咸鱼、咸菜、腌肉、腌鱼、酸菜、酸笋等。

（6）忌饱和脂肪酸含量高的食物，如牛油、奶油和猪油等动物油脂，椰子油、可可油、棕榈油等植物油脂，蛋黄及动物内脏。

（7）忌咖啡、可可等兴奋性食物。

40　红斑狼疮

红斑狼疮是一种自身免疫性炎症性结缔组织病，多发于青年女性，累及全身多个脏器。多数患者起病缓慢，呈亚急性和慢性经过，少数患者急性发作，缓解与复发交替出现。红斑狼疮分为盘状红斑狼疮和系统性红斑狼疮，两种类型可以互相转化。盘状红斑狼疮为皮肤红色斑，呈圆形或不规则形，多发生于面部，也可累及胸、臂、手足背、足跟等部位。系统性红斑狼疮则侵及多个器官，临床表现有皮疹、发热、关节肿胀、蛋白尿、心包炎、心肌炎、胸膜炎、胞腔积液、食欲减退、贫血。损及中枢系统则有相应的表现，晚期出现呼吸衰竭和尿毒症。

（1）宜吃富含维生素C、蛋白质的食物，每日必须补充一些优质蛋白质来维持机体的蛋白质平衡。补充的蛋白质要以动物性优质蛋白质为主，如牛奶、鸡蛋、瘦肉等。

（2）热盛者，宜吃清凉、解毒、流质、半流质食物，如果汁、西瓜汁、梨汁、芦根汁、荸荠汁、绿豆汤、赤小豆汤、金银花、菊花、芹菜、荠菜等。

（3）阴虚者，宜吃养阴生津食物，以酸甜水果、汤汁为宜，如山楂、甘蔗汁、酸梅汤、甲鱼、乌龟等。

（1）忌烟、酒。

（2）忌辣椒、花椒、桂皮、牛肉、羊肉、驴肉等燥热刺激性食物和调味品。

（3）忌具有增强光敏感作用的食物，如香菜、无花果等；如食用，应避免阳光照射。

（4）忌含雌激素的药品和食品，如激素鸡、紫河车、蜂王浆、蛤蟆油及某些女性避孕药、美容品等，因为雌激素是红斑狼疮发病的重要因素之一。

（5）忌公鸡、鹅肉、猪头肉、虾、蟹等发物。

（6）忌含高苯胺类蛋白的食物，如牛肉、乳制品、蚕豆、黄豆等食物，因为这些食物有可能诱发和促使病情恶化。

（7）忌咖啡、可可等兴奋性食物。

41　类风湿性关节炎

类风湿性关节炎是一种以小关节病变为主的慢性全身自身免疫性疾病。其主要临床表现为四肢小关节，如指、趾关节呈梭形肿胀变形、屈伸不利、疼痛，也可侵犯腰、膝、肘、肩等关节，尤以四肢小关节为多见。类风湿性关节炎为一种反复发作性疾病，致残率较高，预后不良，目前还没有很好的根治方法。关节疼痛，局部灼热红肿，痛不可触，关节活动不利，可累及多个关节，伴有发热恶风，口渴烦闷，中医辨为热痹；疼痛较剧，痛有定处，遇寒痛增，得热痛减，局部皮色不红，触之不热，中医辨为寒痹。

宜

（1）热痹者宜清凉饮食，如金银花、菊花、薏仁、葛根、芦根、小米、绿豆、荞麦、豆芽、豆腐、大麦、梨、甘蔗、苹果、香蕉、冬瓜、西瓜、黄瓜、苦瓜、荸荠、藕、海带、紫菜、鸭蛋、田螺、丹参、桃仁等。

（2）寒痹者宜吃温性食物，如骨头汤、酒、醋、辣椒、生姜、桂皮、韭菜、核桃、鸡肉、羊肉、黄芪、当归等。

（3）病情稳定者，宜吃补益食品，如鸡肉、鸭肉、鹅肉、猪肉、鱼、海蜇、甲鱼、乌龟、蜂王浆、核桃、芝麻、粳米、黄豆、玉米、红薯、高粱、芋头、胡萝卜、莲子、百合、花生、芝麻、葡萄、人参、黄芪、桑寄生、杜仲、牛膝、肉苁蓉等。

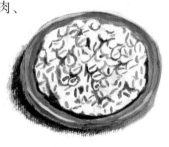

（1）热痹者忌温性食物和调味品，如辣椒、桂皮、姜、酒、羊肉等。

（2）寒痹者忌用寒凉性食物，如豆腐、海带、紫菜、冬瓜、西瓜、苦瓜、萝卜、梨、荸荠、山竹、麦冬、石斛等，以及生冷饮料。

常见内科疾病的饮食宜忌

42 糖尿病

糖尿病是因胰岛素分泌绝对不足或相对不足而引起的一种内分泌-代谢疾病。胰岛素不足，引起糖、蛋白质、脂肪、水及电解质代谢紊乱，严重时发生酮症酸中毒或其他类型的急性代谢紊乱，常常并发急性感染、肺结核、动脉粥样硬化、肾动脉硬化、眼底病变及神经病变。患者因体内胰岛素不足，导致血糖利用减少，血糖增高，随尿排出，由于排糖时需带走大量水分，所以有"多尿"表现；尿多失水，口渴"多饮"；血糖过高，刺激胰岛素分泌，食欲常亢进而"多食"；糖的利用障碍，组织蛋白分解，日渐消瘦，"体重减少"。这就是糖尿病的"三多一少"典型症状。

糖尿病的治疗中，饮食调理是重要的环节，合理控制总能量是糖尿病营养治疗的主要原则，以能维持或略低于理想体重为宜。蛋白质要占每日总能量的1/3以上；脂肪摄入量不能超过30%。对糖尿病患者来说，米饭不能吃饱，水果不能吃多，甜品基本不吃。那么糖尿病患者到底能吃什么？专家为糖尿病患者开出了"三宜三忌"的健康食谱。

宜

（1）宜吃低糖、低淀粉、富含维生素B、富含多种微量元素及粗纤维的食物，饥饿时以蔬菜、肉食充饥，可吃小白菜、大白菜、菠菜、芥菜、莴笋、空心菜、水芹菜、白萝卜、西红柿、瘦肉、豆类、鸡蛋、花生等。

（2）宜吃豆类及豆制品，豆类食品富含蛋白质、无机盐和维生素，以豆油、花生油、茶油、菜籽油、玉米油等素油作为烹调油。豆油含不饱和脂肪酸，能降低血清胆固醇及甘油三酯。

（3）宜吃清淡蔬菜和具有降血糖作用的食品，如冬瓜、小麦、绿豆、枸杞叶、菊花、猪肚、猪胰、苦瓜、桑叶、洋葱、香菇、柚子等，可以木糖醇、甜叶菊调味代糖。

（1）忌吃各种糖、蜜饯、水果罐头、汽水、果汁、果酱、冰激淋、甜饼干、甜面包、糖制糕点、无糖饼干、无糖食物等，因为这些食品含糖量很高，食用易出现高血糖。

（2）忌高胆固醇的食物及动物脂肪，如动物的脑、肝、心、肺、腰，以及蛋黄、肥肉、黄油、猪牛羊油等，这些食物易使血脂升高，易引发动脉粥样硬化。

（3）忌烟、酒。酒精能使血糖发生波动，空腹大量饮酒时，可发生严重的低血糖。

43　高尿酸血症（痛风）

　　高尿酸血症是长期嘌呤代谢障碍、血尿酸增高引起组织损伤的一组疾病，其特点为高尿酸血症伴急性痛风性关节炎反复发作、痛风石沉积、痛风石性慢性关节炎和关节畸形，常累及肾脏引起慢性间质性肾炎和形成尿酸肾结石。急性痛风性关节炎患者常在午夜突然痛醒，最常见的部位为拇趾及第一跖趾关节，其次为踝、腕、膝、肘等。痛风石沉积的部位最常见于外耳轮、内耳轮、跖趾、指间、掌间等。痛风的原因是尿酸突破了骨膜，所以与尿酸不一定呈正比例关系，尿酸不高也可以有痛风。由于本病是代谢疾病，饮食的控制和调理，直接关系治疗的效果。

（1）宜减肥饮食，多喝水，低热量饮食、多运动、达到标准体重，控制饮食、减轻体重是治疗高尿酸血症和痛风的第一要素。

（2）宜吃蔬菜水果，如白菜、芹菜、花菜、黄瓜、南瓜、茄子、萝卜、胡萝卜、西红柿、马铃薯、莴苣、洋桃、梨、杏、柑橘、香蕉、苹果、樱桃、葡萄、梅子等。

（3）宜吃低嘌呤食物（每100克食物含嘌呤少于50毫克），如大米、小麦、小米、玉米等主粮和蛋、乳等。

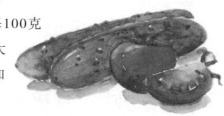

（1）忌嘌呤含量高的食品，如浓肉汁、海鲜类（如鱼干、带鱼、沙丁鱼）、所有的贝类、豆类、蘑菇、坚果、动物内脏，以及各种化学合成调味品等。

（2）忌烟、酒。饮酒可引起急性痛风性关节炎发作。

（3）忌辛辣、气味浓烈的调味品，如花椒、辣椒、桂皮、生姜等。

（4）忌吃夜宵，易导致体重超重。

（5）忌高脂肪和高糖食物，如动物脂肪、蛋黄及糖果、蜜饯、淀粉类食品。

（6）忌油煎、炸烤、肥腻食品。

（7）忌高嘌呤食物：高果糖的饮料、干黄豆及其制品、香菇及各种食用菌类、啤酒、鱼子、瓜子、虾、蟹、鱼。

（8）忌浓茶、咖啡等兴奋性食物。

44　蛋白质缺乏症

蛋白质是维持生命代谢、构成身体器官组织所必需的物质。蛋白质在体内的主要功能有：构成、修补组织；供给能量；合成所有的酶和部分激素；增强抵抗力；调节体液渗透压；维持血液正常酸碱度。机体缺乏蛋白质，会出现乏力、消瘦、肌肉松弛、记忆力减退、发音迟缓、营养不良性水肿。蛋白质缺乏症分原发性和继发性两种。原发性蛋白质缺乏症是食物不足而引起的，继发性蛋白质缺乏症是腹泻、发热、恶性肿瘤、肾病、口腔疾病等导致蛋白质消化吸收不良、分解代谢加速、合成障碍、丢失过多、进食障碍而引起的。生长发育期的儿童青少年、妊娠和哺乳期间的女子、老年人比较容易患此病。

（1）宜吃高蛋白食物，如蛋类、乳类、肉类、鱼、坚果、豆类及豆制品。

（2）宜吃高热量食品，如牛奶、糖类、肉类、鱼、蛋类等。

（3）宜吃高维生素食物，如蔬菜、水果等。

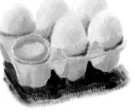

（4）宜丰富饮食，保证营养均衡。把各种食物搭配在一起吃，使各种食物蛋白中的氨基酸互相补充，如黄豆粉加玉米粉、豆制品加蛋黄等。

（1）忌节食减肥。

（2）忌偏食、精食、厌食。

（3）忌坚固不易消化吸收的食物，少吃粗纤维多的蔬菜水果。

45　肥胖症

中国是世界第一肥胖大国，"中国人民胖起来了"。肥胖是一种病，也是一个社会问题，体重超过标准体重或体重指数超标为肥胖症。

体重指数（BMI）=体重（千克）/ 身高（米）的平方。正常体重：BMI=18.5～25，超重：BMI=25～30，轻度肥胖：BMI>30，中度肥胖：BMI>35，重度肥胖：BMI>40。

肥胖症是一种发病率很高的疾病，主要原因为遗传、营养失调、神经内分泌调节障碍。有明确病因者称为继发性肥胖症，无明显病因者称为单纯性肥胖症。轻度肥胖症患者没有明显的自觉症状，中重度肥胖症患者则会出现疲乏、气促、心悸、耐力差等表现，容易发生动脉粥样硬化、糖尿病、高血压、冠心病、感染、心脏肥大、脂肪肝、脂肪心等疾病。肥胖症患者多食欲亢进、多食善饥、贪食高热量食物，由于肥胖限制了体力活动，热量消耗减少，如此形成恶性循环，加重肥胖的趋势很难遏止。

宜

（1）宜吃高蛋白食物，减少脂肪摄入量，限制总热量摄入，增加运动量，控制体重。

（2）宜吃低脂食物，如各种粗粮、豆类及豆制品、植物油、粗纤维蔬菜、瓜果、食用菌、鱼、海参、海蜇、海带、紫菜、瘦肉等。

（3）宜吃具有减肥作用的食物，如冬瓜、黄瓜、萝卜、竹笋、木耳、茶叶、荷叶等。

（4）宜吃带酸味的食品，如话梅、酸梅、杨梅、杏干、山楂片等，有助于消食减肥。

（5）宜吃具有润肠通便作用的食物，如大蕉、火龙果、坚果、潺菜、苋菜、各种野菜、银耳、蜂蜜、芝麻、植物油等。

（1）忌盲目戒食，造成体内代谢紊乱、能量供应不足。

（2）忌脂肪含量高的食物，如牛油、奶油和猪油等动物油脂，椰子油、可可油、棕榈油等植物油脂，以及动物内脏等。

（3）忌巧克力、糖果、蜜饯、奶油饼干等零食，少吃精糖，如白糖、葡萄糖、蜂蜜等，糖可以转化为脂肪，让人肥胖。

（4）忌糕点、甜食、小吃等煎烤油炸高热量食物。

（5）忌洋快餐及高脂肪、高蛋白、高糖量垃圾食品等。

46　消瘦症

由于摄入食物的热量不足或体内热量消耗增加，体内热量代谢负平衡，以致体内脂肪、蛋白质消耗，人体逐渐消瘦而导致消瘦症。引起消瘦症的主要原因有：食物摄入不足、消化吸收作用功能紊乱、慢性消耗性疾病。消瘦症的表现为体重减轻，皮肤松弛、粗糙、缺乏弹性，皮下脂肪减少，肌肉萎缩，骨骼突出；严重者极度疲劳、反应迟钝、智力减退、抵抗力下降、容易感染，并发无兴趣综合征。慢性消耗性疾病导致的消瘦症应针对病因治疗，而营养不良引起的消瘦症则主要通过饮食调理来治疗。

（1）宜多摄入蛋白质丰富的食物，如瘦肉、鸡蛋、牛奶、鱼、虾、禽类、豆类及豆制品。

（2）宜增加糖、脂肪类食品，增加热量供应，减少体内蛋白质和脂肪的

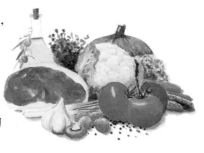

消耗，增加体重。

（3）宜摄入充足的维生素，以增加消化酶的生成，促进蛋白质、脂肪、糖的吸收、利用。

（4）宜少食多餐、定时进餐，注重食物的色、香、味，烹调可口、容易消化、提高食欲。

（5）宜营养均衡，食物多样化，主食：小麦、小米、玉米、大米、面粉、红薯、糙米、燕麦、黄豆及豆制品。花生、核桃、莲子等坚果。酸枣、桂圆、猕猴桃、柑橘等富含维生素C的新鲜水果。草菇、香菇等食用菌、藕、百合、萝卜、卷心菜、菠菜、大白菜等蔬菜。肉、蛋、奶、鱼：牛奶、酸奶、瘦猪肉、鸡、鸭、鱼、鸡蛋、海参、鹌鹑蛋、牡蛎。

（1）忌过度节食减肥，以免引起精神性厌食症。

（2）忌偏食，以免消瘦。

（3）少吃粗纤维食物，以免影响消化吸收。

（4）忌肥腻、坚固不易消化的食物，以免损伤脾胃。

47　中暑

中暑是在高温影响下体温调节功能紊乱所致的一组内科急症，可分为中暑高热、中暑衰竭、中暑痉挛和日射病等类型。正常人体的产热和散热处于动态平衡，体温在36～37.5℃之间波动，在高温高湿环境中，流汗蒸发等都不能起散热作用，体内热蓄积可使体温上升。中暑按病情轻重可分为：①先兆中暑：全身疲乏、头晕、胸闷、口渴、大汗，离开高温环境可恢复正常；②轻症中暑：除有先兆中暑表现外，体温在37.5℃以上，伴面色潮红、皮肤灼热、恶心、呕吐；③重症中暑：除以上表现外，尚伴有昏厥、头痛、昏迷、肌肉痛性痉挛、高热、烦躁不安。饮食调理对治疗中暑有重要作用。

（1）宜多喝淡盐开水、盐茶，适当多吃些含盐高的食物，如咸蛋、咸鱼、咸菜，以补充由于出汗多而丧失的盐分。

（2）宜多喝清凉饮料、清凉茶、果汁，如金银花、荷叶露、西瓜汁、鲜藕汁、果子汁、绿豆汤、冰镇饮料、凉茶、酸牛奶。中暑高热可适当选用冰汽水、雪糕。

（3）宜吃新鲜蔬菜、水果，以补充维生素C。

（1）忌烟、酒。

（2）忌辛辣刺激性食品和调味品，如辣椒、咖喱、葱、蒜、韭菜、芥末、花椒、桂皮等。

（3）忌咖啡、浓茶、可可等兴奋性食物。

（4）忌肥腻、黏滞不易消化的食物，如肥肉、糯米制品。

（5）忌煎炸类燥热食物，以及坚硬不易消化的食物。

48 雷诺氏病

雷诺氏病又称为肢端动脉痉挛病，是血管神经功能紊乱所引起的肢端小动脉痉挛性疾病。此病多发生于女性。起病诱因为情绪激动或受寒，多在冬季发病。手指接触低温后，手指肤色变白，继而发绀，常从指尖开始，波及整个手掌，局部冷、麻、针刺样疼痛或感觉异常。往往两手对称、下肢受累者少见。雷诺氏病大多见于寒冷的地区，好发生在寒冷季节。此病病程一般进展缓慢，部分患者发作频繁，每次持续可达1小时以上，常需将手浸入温水中才能缓解，伴有手指（脚趾）水肿。局部加温、揉擦、挥动上肢等可使发作停止，个别病情严重的患者，发作呈持续状态，几乎无间歇期。

（1）宜吃有足够热量的食物，适当增加脂肪和糖。

（2）宜吃温热、刺激性食物，如羊肉、牛肉、家禽肉、生姜、辣椒、花椒、低度酒等。

（3）宜营养多样化，补充维生素。

（1）忌寒凉性的生冷食物，如雪糕等冷饮食品、生冷瓜果及寒凉性蔬菜食物。

（2）忌烟。吸烟易引起小血管痉挛。

（3）忌过冷的食物，如冷粥、冷面等。

49　疟疾

疟疾是由疟原虫引起的传染病，其临床特点为周期性寒战、高热、大汗、肝脾大与贫血。发病的周期为一日一发或两日一发（间日疟）、三日一发（三日疟），以间日疟为多见。疟疾的典型发作分为三个时期：①寒战期：突然畏寒、剧烈寒战，盖多层衣被仍感觉寒冷，可持续0.5～2小时；②高热期：寒战停止继以高热，体温高达40℃以上，面色潮红，甚或谵妄；③出汗期：大汗淋漓，体温迅速降至正常，感疲倦思睡。除以上三种类型的疟疾外，尚有严重、凶险发作的恶性疟疾、脑型疟疾。

（1）食物宜清淡，富于营养、水分
和维生素，多喝牛奶、肝汤、蛋汤、果
汁、菜汤等流质或半流质食物。

（2）宜吃富含B族维生素及维生素C
的食物，如新鲜蔬菜、水果（尤其是酸味水果）。

（3）宜少食多餐。

（1）忌辛辣、温燥食物和调味品，如姜、辣椒、花椒、韭菜、桂皮。

（2）忌烟、酒。

（3）忌肥甘厚味、坚硬不易消化的食物。

50　病毒性肝炎

病毒性肝炎是由肝炎病毒引起的以肝脏炎症为主要表现的全身性传染病，肝炎病毒有甲、乙、丙、丁、戊五种，常见的是甲型、乙型。甲型肝炎经口传染，乙型肝炎由注射、输血经血液传染。临床上分为以下两种类型：①急性肝炎。a.急性无黄疸型肝炎：乏力、食欲减退、恶心、厌油、腹胀、便溏、肝大压痛；b.急性黄疸型肝炎：症状同上，身黄、尿黄。②慢性肝炎。a.慢迁肝：肝压痛、乏力、轻度肝功能损害，既往有肝炎史；b.慢活肝：乏力、食欲差、腹胀、肝肿大、黄疸、脾肿大、肝功能损害，既往有肝炎史。

慢性肝炎—肝硬化—肝癌被称为"肝病三部曲"。肝病病程漫长，因此有充分的时间预防肝癌。"肝病三部曲"的调养越早越好，要形成良好的生活习惯，起居有规律，适当的身心锻炼，保持乐观的情绪，控制食物，严格控制药物，饮食应清淡，宜吃富含维生素及蛋白质的食物，以增强体质，提高机体的免疫力。

不良的饮食习惯，比如嗜酒，可以促使慢性乙肝进展为肝硬化，也可以促使肝硬化恶变成为肝癌，所以，预防肝癌，也要从饮食开始。

（1）宜高糖、高热量、高蛋白、低脂肪、易消化饮食。定量定时，保证充分的维生素、微量元素、纤维素。

（2）宜吃对治疗肝炎有辅助作用的食物，如大麦苗、南瓜、荸荠、豆腐、红薯、金针菇、薏仁、赤小豆、玉米须、芹菜、瘦肉、排骨、苹果等。

（3）宜吃具有改善肝功能作用的食物，如带鱼、甲鱼、龟、木耳、鸭、沙虫、银鱼、兔肉、红枣、花生、冰糖。

（1）忌烟、酒，必须做到滴酒不沾。

（2）忌桂皮、花椒、辣椒等辛辣刺激性食物和调味品。

（3）忌肥腻高脂肪食物，如肥肉等。

51　细菌性痢疾

细菌性痢疾简称菌痢，一年四季均可发生，多流行于夏秋季节，常因进食不洁（带菌）食物而引起。按病情轻重、病程长短，分为急性菌痢（包括中毒性痢疾）和慢性菌痢。细菌性痢疾的主要临床表现有：发热、畏寒、头痛、乏力、食欲差、腹痛、腹泻、脓血黏液便，每次大便量少，每日大便十数次或数十次。中医认为此病有虚实之分：体质强壮者，病多为实；体质弱者，病多为虚。外感初病，多属于实证；内伤久病，多属于虚证。

（1）急性期宜吃清淡、易消化、营养丰富、低脂肪的流质，如浓米汤、稀面汤、藕粉羹、豆腐脑、果汁等，少食多餐。

（2）病情稍稳定宜吃半流质饮食，如细挂面、米饭、粥、饼干、蛋羹、去油肉汤、苏打饮料。

（3）稳定期宜吃烂饭、面条、面片、面包、馒头、瘦肉、馄饨、菜泥、苹果、菠菜等。

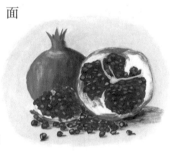

（4）宜吃对治疗细菌性痢疾具有辅助作用的食物，如茶、石榴、藕、无花果、西红柿、苹果、番石榴、山楂、荠菜、苦瓜、酸梅、苋菜等。

（1）忌牛奶、豆浆、汽水、甜食、浓肉汤等产气和刺激肠道蠕动的食物。

（2）忌油腻及重口味的食物。

（3）忌生冷食物，忌油煎、坚硬不易消化的食物。

（4）忌辛辣刺激性食物和调味品，如酒、辣椒、花椒等。

52　伤寒

伤寒是由伤寒杆菌经消化道侵入机体引起的急性肠道传染病，细菌进入肠道和肠黏膜淋巴结繁殖，释放细菌和毒素入血，以持续性发热、相对缓脉、肝脾肿大、玫瑰疹与白细胞减少等为特征，肠出血、肠穿孔为其主要并发症。此病常见于夏秋季。伤寒可分为四个阶段：①初期：高热（39～40℃）畏寒、头痛、腹胀、鼻出血，相当于病程第1周；②极期：高热不退、便秘或腹泻、肝脾肿大、胸腹部玫瑰疹、呆滞无表情面貌；③缓解期：体温开始下降、食欲好转，易出现肠出血、穿孔；④恢复期：相当于第4周末，体温恢复正常、有饥饿感、大量出汗。

（1）宜少食多餐、清淡饮食。宜吃高热量、高蛋白、富含维生素的食物，如乳类、蛋类、新鲜豆制品等。

（2）急性发热期宜进流质或半流质饮食，宜选用牛奶、羊奶、藕粉羹、米粥、蛋羹、肉汁汤、菜泥、果汁、盐开水等。

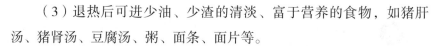

（3）退热后可进少油、少渣的清淡、富于营养的食物，如猪肝汤、猪肾汤、豆腐汤、粥、面条、面片等。

（1）忌饮食过饱、暴饮暴食，急症患者须禁食。

（2）忌瓜果、粗纤维多的蔬菜及其他生冷食物。

（3）忌烟、酒。

（4）忌辛辣刺激性食物和调味品，如花椒、辣椒、姜、桂皮等。

（5）忌肥甘厚腻食物，如肥肉、牛肉、羊肉等。

（6）忌易产气食物，如杂粮、豆类、坚果及薯类等。

Chapter 2

常见
外科疾病
的饮食宜忌

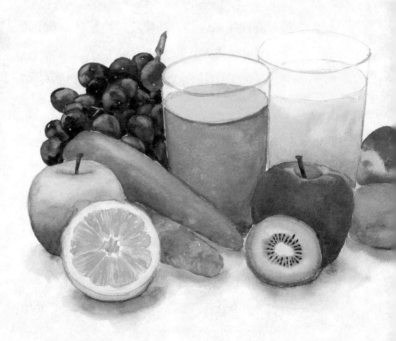

1 疖疖

疖疖是金黄色葡萄球菌侵入毛囊或汗腺而引起的单个毛囊及其所属皮脂腺的急性化脓性感染，炎症常扩展到皮下组织。疖疖可发生在任何有毛囊的皮肤区，以头、面、颈、腋下、臀部等常受摩擦的部位多见。最初为毛囊口脓疱或局部呈圆锥形隆起的炎性硬块，有红、肿、热、痛；随后炎症中央的组织坏死、溶解，形成脓肿，硬结逐渐变软，疼痛减轻，炎症中央出现黄白色脓头，脓头大多能自行破溃，或经切开引流后，脓腔塌陷，逐渐为肉芽组织所填满，最后形成瘢痕而愈合。有时感染扩散，可引起淋巴管炎、淋巴结炎。面部疖，尤其是唇、鼻周围"危险三角"及耳部疖危险性大，随意挤压或挑刺可使细菌进入血液，造成颅内感染。

（1）宜饮食清淡，吃易消化、具有清凉解毒作用的食物，如菊花、枸杞叶、萝卜、豆芽、西瓜等。

（2）宜喝清凉饮料，如绿豆汤、金银花泡开水代茶饮。

（3）宜吃清补的食物，如小麦、赤小豆、蜂蜜、豆浆、黑豆、荞麦面、紫菜、梨等。

（1）忌烟、酒。

（2）忌辛辣刺激性食物。

（3）忌油腻及煎炸烧烤等燥热性食物。

（4）忌公鸡、鹅肉、猪头肉、海腥类等发物。

2 丹毒

丹毒也称流火，是溶血性链球菌从皮肤、黏膜微小损伤处侵犯皮内网状淋巴管所致的炎症，很少扩展至真皮层下。丹毒蔓延很快，一般不化脓，也很少有组织坏死。丹毒好发于下肢或面部，炎症呈片状红疹，色鲜红如玫瑰，界限清楚，用手指轻压，红色即可消退，手指移去，红色很快恢复。红肿向周围蔓延，中央红色消退，脱屑，呈棕黄色，边缘红肿隆起，高出正常组织表面，有时可发生水泡。附近淋巴结常肿大、疼痛。起病急骤，有头痛、畏寒、高热等全身症状。颜面、头皮丹毒肿胀严重，常有剧痛，俗称"大头瘟"。下肢丹毒反复发作时可造成象皮肿。丹毒属皮肤传染病，春秋两季易于发生。

（1）宜清淡易消化饮食，急性期宜进半流质食物。

（2）宜多饮汤水。

（3）宜吃具有清热解毒作用的食物，如新鲜蔬菜和水果、菜汤、饮料类等。

（1）忌羊肉、母猪肉、猪头肉及鱼、蟹等发物。

（2）忌温热、辛辣刺激性食物和调味品，如辣椒、肉桂等。

（3）忌烟、酒。

常见外科疾病的饮食宜忌

3 烧伤

烧伤是热力（火焰，灼热气体、液体或固体等）引起的损伤。根据烧伤深度将烧伤分为三度：一度为红斑，局部红斑，轻度红肿，无水疱、干燥、无感染、剧痛。二度为水疱，又分为浅二度：水疱较大，去表皮后创面湿润，创底艳红、水肿；深二度：表皮下积薄液，或水疱较小，去表皮后创面微湿，浅红或白中透红，水肿明显，疼痛，感觉较迟钝。三度创面苍白或焦黄炭化，干燥、皮革样，疼痛消失，感觉迟钝。烧伤面积可简单地按患者手掌大小为1%估计。烧伤的治疗关键是液体疗法和防治感染，大面积重度烧伤患者往往因并发肺部感染、肾功能不全、应激性溃疡、脑水肿、全身性感染而死亡。广义的烧伤除日常生活中常见的开水、蒸气和火焰烧伤外，还包括强酸、强碱等化学物质和电流、放射线、核能灼伤。

（1）宜吃高热量、高蛋白、富含维生素、低渣的食物，要补充足够的热量、蛋白质、脂肪、碳水化合物、维生素、微量元素、盐分、水分。

（2）宜少量试餐、逐渐加量。

（3）宜选含优质蛋白质、易消化吸收的食物，如鸡蛋、牛奶、瘦肉、鸡肉、鱼、肝等。碳水化合物选用淀粉、葡萄糖、蔗糖等。

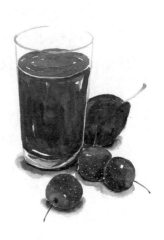

（4）宜用豆油、芝麻油、菜油，以补充必需脂肪酸。

（5）宜多饮具有清热解毒作用的汤水、饮料、凉茶。

（1）忌烟、酒。

（2）忌辛辣刺激性食物和调味品，如辣椒、韭菜等。

（3）忌油腻及煎炸、烧烤等燥热性食物。

（4）忌不易消化的食物。

（5）忌猪头肉、公鸡、海腥类等发物。

4　颈淋巴结结核

颈淋巴结结核是结核菌侵入引起的淋巴结炎。患者多为儿童和青年人，结核菌多由口腔或扁桃体侵入，少数继发肺或支气管的结核病变。病变的淋巴结常多个出现在颈的一侧或两侧，一般位于颌下及胸锁乳突肌周围。初期，肿大的淋巴结相互分离，可移动、无疼痛，以后融合、粘连成团，与皮肤和周围组织粘连。晚期，淋巴结经干酪样变，液化而成寒性脓肿，破溃后形成不易愈合的窦道或溃疡，排出混有豆渣样破屑的稀薄脓液。

患者多无明显的全身症状，无高热。已破溃的淋巴结容易继发感染，引起急性炎症；干酪样变的淋巴结可破溃侵入颈静脉，导致结核杆菌播散至远处的关节和骨，引起关节结核、骨结核。

（1）饮食宜富有营养，供给足够的蛋白质、糖类、脂肪和大量维生素、钙，多吃乳类、蛋类、动物肉及内脏、豆制品。

（2）宜吃新鲜蔬菜、水果及豆类，如青菜、西红柿、胡萝卜、豆腐、豆浆等。

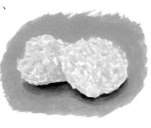

（3）宜吃消结的食物，如黑豆、海带、芋头、桑葚、核桃、荸荠、白果、白及、猫爪草、土茯苓、猪肝、瘦猪肉等。

（4）宜吃具有增加免疫力作用的清补食物，如苹果、梨、猕猴桃、火龙果、黄瓜、西兰花、菜花、西红柿、西瓜、豆类及豆制品、银耳、百合、肉类、坚果、粗粮谷物、全麦食品等。

（5）宜吃性平的食物，如粳米、玉米、红薯、高粱、芋头、胡萝卜、莲子、百合、花生、芝麻、葡萄、脐橙、猪肉、鸭肉等。

（1）忌烟、酒。

（2）忌辛辣刺激性食物。

（3）忌肥腻及燥热之品，如肥肉、煎炸烧烤类食物。

（4）忌公鸡、鹅肉、猪头肉、海腥类等发物。

5　急性乳腺炎

急性乳腺炎患者大多为产后哺乳的妇女，其中尤以初产妇为多，且此病往往发生于产后第三周或第四周，因而亦称"产后乳腺炎"，俗称"奶疖"。大多数为金黄色葡萄球菌感染，少部分为链球菌感染。

细菌感染的途径有两种：一是自乳头破损或皲裂处侵入，二是直接侵入乳管。初产妇在哺乳时往往不让乳汁吸尽，乳汁的滞积有利于入侵细菌的生长、繁殖。患者初起病时有高热、寒战，患侧乳房肿大，有搏动性疼痛，哺乳时加剧，发炎部位多在乳房的外下方，局部变硬，有压痛，皮肤发红，常在短期内软化，形成脓肿，患侧淋巴结肿大。脓肿可在表浅，可在深处，可同时数个存在，脓肿可向外破溃，亦可穿入乳管，自乳头排出脓液。急性乳腺炎病程往往延时甚久，严重的可并发全身化脓性感染。

（1）宜饮食清淡，多喝水、多吃西瓜、冬瓜、黄瓜、丝瓜、苦瓜、萝卜、小白菜、西红柿、绿豆芽、鲜藕、荠菜、芹菜、海带、紫菜、梨、荸荠、赤小豆、薏仁，多喝甘蔗汁、芦根茶、茅根茶、绿豆汤、菊花茶、金银花茶等清凉饮料，以利毒素排出。

（2）宜多吃富含维生素、微量元素的食物，如糙米、面粉、小米、玉米、豆类、菇类、薯类、动物肝、蛋黄、牛奶及新鲜的蔬菜和水果。

（3）宜吃具有软坚散结、清热解毒、凉血作用的食物，如猪肝、瘦肉、青口、蚝、龟、甲鱼、海带、芋头、桑葚、核桃、荸荠、藕、银耳、百合、杏仁、白果、白及、猫爪草、土茯苓等。

（4）宜吃具有增强免疫力和抗菌作用的食物，如苹果、梨、猕猴桃、火龙果、西兰花、菜花、西红柿、西瓜、豆类及豆制品、银耳、百合、大青叶、板蓝根、肉类、坚果、粗粮谷物、全麦食品等。

（1）忌烟、酒。

（2）忌花椒、辣椒等燥热、辛辣刺激性食物和调味品。

（3）忌荤腥油腻、煎炸烧烤等热性食物。

（4）忌公鸡、鹅肉、猪头肉、海腥类等发物。

6　化脓性骨髓炎

化脓性骨髓炎是指骨髓、骨皮质和骨膜因化脓性细菌感染而引起的炎症。此病是一种常见病，往往反复发作，常年不愈，严重影响健康和劳动能力，最常见的致病菌是金黄色葡萄球菌，其次是溶血性链球菌。细菌感染的途径有：①身体其他部位的化脓灶细菌经血流传播到骨骼；②邻近组织感染灶蔓延；③创口感染引起。其中血源性的最为多见。按病情发展可分为急性骨髓炎和慢性骨髓炎。急性骨髓炎起病急，患者头痛、高热，体温达39℃以上，伴寒战，3～5天形成骨膜下脓肿及软组织脓肿，以后脓液进入骨干髓腔，整段肢体剧烈疼痛。3～4周脓液穿破皮肤形成窦道，体温逐渐下降，疼痛缓解，进入慢性骨髓炎阶段。留有死骨、窦道和无效腔。局部红、肿、痛反复发作、流脓，可有少许死骨片自窦道排出。机体抵抗力下降时，可以急性发作，有高热、畏寒等全身症状。

（1）饮食宜多样化、富有营养，尤其需要补充足够的蛋白质。

（2）宜吃肉、鱼等高蛋白质食物，有利于溃疡愈合，如鸡肉、鸭肉、猪肝、瘦肉等。

（3）宜吃含钙量较高的食物，如豆制品、牛奶、鸡蛋、黄花菜、银耳、黑木耳等。

（4）宜吃含维生素C的食物，以利于伤口愈合，如西红柿、青菜、丝瓜、黄瓜、菊花、茼蒿、鲜藕、荸荠、橘子、金橘、苹果等新鲜蔬菜、水果。

（5）宜吃富含胶原蛋白的食物，如动物蹄筋、猪皮、甲鱼等。

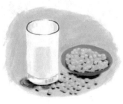

（6）宜多饮清凉解毒的凉茶、汤水，如金银花茶、葛根粉羹、赤小豆汤、绿豆汤等。

（1）忌烟、酒。

（2）忌公鸡、鹅肉、猪头肉、海腥类等发物。

（3）忌煎炸、烧烤等燥热食物。

（4）忌辛辣刺激性食物，如姜、辣椒等。

7　血栓闭塞性脉管炎

血栓闭塞性脉管炎是我国常见的周围动脉闭塞性疾病之一，好发于成年男性，病变主要累及四肢的中小动静脉，以下肢血管为主。

血栓闭塞性脉管炎的病因尚不明确，但可以初步判定与吸烟有密切关系，患者绝大多数有吸烟史，戒烟后病情好转，再度吸烟后病情复发。除吸烟外，该病与寒冷、潮湿、感染、性激素、创伤、自身免疫等因素有关。

血栓闭塞性脉管炎起病隐袭、病程缓慢、呈周期性发作，渐趋严重，临床上分为三期。第一期为局部缺血期：患肢麻木、发冷、酸胀、轻度间歇性跛行、皮温较低、皮色较苍白。第二期为营养障碍期：上述症状明显加重，患肢转为持续性疼痛，休息也无缓解，夜间疼痛更为剧烈，常使患者屈膝抗足而坐，不能入睡。患肢动脉搏动减弱。第三期为组织坏死期：除上述症状继续加重外，疼痛更剧，患趾（指）端发黑、干瘪、坏疽、溃疡，继发感染可有全身症状。

（1）宜饮食清淡、易消化，营养要丰富，保证足够的热量摄入，补充足够的蛋白质。

（2）宜吃温性食物，如牛肉、羊肉、鸡肉、当归、三七等，有益于温阳散寒、活血通络。

（3）宜吃可以扩张血管的食物，如山楂、芹菜等。

（4）宜吃可以软化血管的食物，如绿豆、

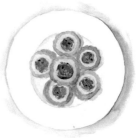

海带、淡菜、荞麦面等。

（5）宜吃含钙质较多的食物，如乳类、豆类及豆制品、坚果等。

（1）忌烟、酒，脉管炎与吸烟有密切关系。

（2）忌咖啡、浓茶、可可等兴奋性食物。

（3）忌食大补燥热助火的食品、药品。

（4）忌生冷寒性食品，如冰激淋、冰冻饮料及生冷瓜果。

8　慢性腰肌劳损

慢性腰肌劳损主要指腰骶部肌肉、韧带、筋膜等软组织的慢性损伤，是腰腿痛中最常见的疾病之一，又叫作功能性腰痛。其发病原因有：①长期弯腰工作或工作姿势不良；②腰椎畸形；③腰部软组织急性损伤。

慢性腰肌劳损好发于成年人，腰部或腰骶部酸痛或肿痛反复发作。疼痛在劳累后或气候变化如阴雨天气时加重，病情时轻时重，缠绵不愈，根据劳损的部位不同，可有较广泛的压痛，压痛一般不明显，脊柱活动多无异常。急性发作时，各种症状明显加剧，并可有肌肉痉挛，脊柱侧弯，生理前突改变，个别患者有下肢牵涉性疼痛。

（1）宜吃具有壮腰补肾作用的食物，如羊肉、牛肉、猪腰、里脊肉、核桃、栗子、枸杞等。

（2）宜吃具有活血通络作用的食物，如山楂、木瓜、丝瓜、坚果、西瓜子、芝麻、金橘、葵花籽等。

（3）宜吃温燥性食物，可饮少量低度酒，如米酒、黄酒。

（1）忌生冷寒湿黏滞性的食物，如生冷瓜果、冰冻饮料等。
（2）忌烟。

9　疝气

凡腹部脏器经先天存在或后天形成的腹壁薄弱或缺损处向体表突出，即称为疝气，又叫腹外疝。按部位不同分为腹股沟疝、股疝、切口疝、脐疝。根据表现分为可复性疝（用手推送可以回纳）、难复性疝（不能完全回纳）、嵌顿性疝（囊腔卡住不能回纳）、绞窄性疝（疝内容物因缺血坏死）。疝气的发病与先天发育缺陷、后天腹壁薄弱或缺损、腹内压增高等因素有关。

疝气最常见的是腹股沟疝，在腹股沟或阴囊出现半圆形或椭圆形肿块，当站立、行走、剧咳或用力屏气时出现，开始时用手推送可以回纳，咳嗽时手上有冲击感，并有腹股沟胀坠感或轻微疼痛，病情发展成为难复性疝、嵌顿性疝、绞窄性疝时，伴有腹痛、恶心、呕吐等肠梗阻症状。这时疝块增大，不能回纳、局部变硬、触痛明显。疝气的治疗以手术治疗为主，饮食调理可以作为手术治疗的辅助措施。

（1）疝气发作期间，宜吃流质、半流质易消化、吸收的食物。嵌顿性疝、绞窄性疝造成肠梗阻时，宜禁食。

（2）宜吃具有理气健脾作用的食物，如坚

果、瓜子、橘子、金橘等。

（3）宜吃羊肾、带鱼、葱衣、茴香、山楂、鱼胶等。

忌

（1）忌油腻、煎炸类燥热食物。

（2）忌生冷寒性食物。

（3）忌暴饮暴食。

10　痔疮

痔疮是直肠末端和肛管皮下的静脉丛发生扩大、曲张而形成的柔软的肿块。痔疮的发病原因有部位低重、感染、久坐久立、饮酒、嗜食辛辣之品、长期便秘等。根据发生部位不同，痔疮分为三种类型：发生于齿状线以上者叫内痔，发生于齿状线以下者为外痔，二者均有称为混合痔。痔疮的主要表现有便血和肛门坠胀疼痛，初始为手纸染血，偶见滴血和射血，晚期则有便后痔核脱出，轻者可自行还纳，重者则要用手送回，局部有异物感，兼有大便秘结，或排便不爽等症。内痔出血明显，而外痔则出血不明显。出血多者可引起慢性失血性贫血，有头晕、眼花等表现。

宜

（1）宜饮食清淡易消化、富含营养，宜吃新鲜蔬菜、水果，如白菜、菠菜、苋菜、丝瓜、冬瓜、香蕉、梨、苹果、无花果、杨桃、甜橙、柿饼等。

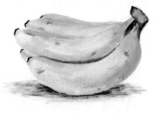

（2）宜吃富含蛋白质的食物，如瘦肉、鱼、豆制品等。

（3）出血时宜吃黄花菜、黑木耳、桑葚、银耳。

（4）便秘者宜进稀饭、面条、汤粉，极度困难则宜用牛奶、藕粉羹、豆浆、米汤、果汁等。

（5）宜常饮绿豆汤等清凉饮料及绿豆粥。

（1）忌烟、酒。

（2）忌辣椒、姜等辛辣刺激性食物和调味品。

（3）忌煎炒、油炸、烧烤等燥热食品。

（4）忌公鸡、虾、蟹、猪头肉、羊肉等发物。

11　脱肛

脱肛又叫肛管直肠脱垂，即肛管、直肠向远端移位。如脱垂部分在直肠内，肛门外无异常，称为内脱垂；如肛门外可见肠黏膜或肠壁全层，称为外脱垂。脱肛多发生于儿童、产妇和老年体弱者，由于发育缺陷、神经损伤、慢性疾病等原因导致盆腔组织、肛门括约肌松弛无力，腹压增加时，直肠移动导致脱肛。开始肛管直肠只在排便时脱出，便后可自行还纳，以后则要用手还纳，兼有咳嗽、劳累、排气、站立均可致脱出。同时伴有便秘、便血、排便困难和左下腹疼痛、肛门胀痛。中医认为脱肛为脾气虚、中气下陷。

（1）饮食宜营养丰富，多食蛋类、瘦肉、动物内脏、豆类及豆制品、鱼。

（2）宜吃粗粮和蛋白质含量高的食物，多饮水，保持大便通畅。

（3）宜吃新鲜蔬菜、水果，如菠菜、小白

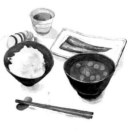

菜、空心菜、香蕉、梨、苹果。

（4）久泻者宜吃止泻的水果，如石榴、番石榴、苹果，以及山药、扁豆等补脾健胃、益气升提的食品。

忌

（1）忌烟、酒。

（2）忌辣椒、花椒等刺激性食物和调味品。

（3）忌肥甘厚味之品，如肥肉、多油汤类等黏滞难消化食物。

（4）忌虾、蟹、公鸡、猪头肉、羊肉等发物。

12　肛裂

肛裂是指肛管皮肤全层裂开并形成慢性感染性溃疡，以周期性疼痛为主要特点，好发于肛门的正前和正后方，两侧极为少见。典型的肛裂具有肛管皮肤纵形溃疡、肛窦炎、肛乳头肥大、裂痔、皮下瘘和肛管环状狭窄六种特征。肛裂的主要症状为排便时疼痛，此外还有便时出血（多为鲜血）、便秘、瘙痒等症状。

宜

（1）宜吃清淡易消化、润肠通便的食物，常食马齿苋、潺菜、红薯、蜂蜜、麻油、麦片等。

（2）宜吃富含纤维素的食物，如菠菜、藕、丝瓜、橘子、荸荠、香蕉、梨、火龙果等。

（3）宜吃新鲜的蔬菜水果，如西洋菜、黑木耳、黄花菜、空心菜、芝麻、核桃、罗汉果、菠菜、苋菜。

（4）宜吃高蛋白、高胶原蛋白食物，如甲鱼、海参、鱼、肉类，以促进肛裂愈合。

（1）忌烟、酒。

（2）忌姜、辣椒、花椒、韭菜等辛辣刺激性食物和调味品。

（3）忌煎炒、油炸、烧烤等燥热性食物。

（4）忌坚硬不易消化的食物，如蚕豆、麻花及坚果。

13　肾结石

　　肾结石是肾内产生由晶体物质和其他非晶体有机基质组成的石状物，结石大多数位于肾盏或肾盂，随着结石下移，可停留在输尿管或膀胱。肾结石依其化学成分大致可分为含钙结石和不含钙结石。肾结石的形成与代谢紊乱性高钙尿、高尿酸尿、高草酸尿、肾小管性酸中毒、排泄缺陷、特发性结石体质及水质有关。肾结石的主要症状有：①钝痛或绞痛，部位为脊肋角、腰部或腹部，阵发性或持续性，肾绞痛呈突然发作剧烈刀割样痛，持续数分钟或数小时后缓解；②肉眼血尿或镜下血尿；③排石时有尿路中断、堵塞或刺痛感。

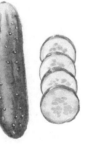

　　（1）宜多饮水，饮淡茶、磁化水，以保持尿路清洁、通畅。

　　（2）宜吃清淡易消化食物，多吃蔬菜、水果，如鲜藕、冬瓜、西瓜、梨等。

　　（3）尿酸结石者宜吃低嘌呤类的食物，如玉米粉、芋头、麦片、藕粉羹、蛋类、水果、甜菜、黄花菜、胡萝卜、芹菜、黄瓜、茄子、莴苣、南瓜、豇豆等。

　　（4）磷酸盐结石者宜吃酸性食品，如乌梅、杨梅、核桃等。

（1）忌吃过多含钙量高的食物，如牛奶、奶酪、豆类、虾皮等，少吃含维生素A、维生素D的食物和药品。

（2）尿酸结石者忌吃嘌呤含量高的食物，如动物内脏、海鲜、蘑菇、坚果等。

（3）草酸盐结石者，忌吃草酸含量高的食物，如竹笋、菠菜、毛豆、甜菜、苹果等。

（4）忌烟、酒。

（5）忌浓茶、可可、咖啡、巧克力等兴奋性食物。

14　老年人骨质疏松症

老年人由于生理上的原因，骨的破坏大于生长，加上骨酸分泌减少，钙的吸收减少，造成骨质疏松。老年人骨质疏松症的病因主要为钙的代谢紊乱。临床无特殊表现，易发生骨折及骨折后愈合不良。治疗老年人骨质疏松症的主要措施为补充钙剂，日常饮食调理对防治老年人骨质疏松症具有重要意义。

（1）宜吃含钙量高的食物，如猪排骨、脆骨、蛋类、海带、乳酪、豆类、银耳、木耳、紫菜、黄花菜、豆腐、豆腐皮、炒南瓜子、苋菜、香菜、芹菜、小白菜、柑橘、核桃等。

（2）宜吃富含维生素C的食物，如酸性水果、新鲜蔬菜等，以保证钙的吸收。

（3）宜保证蛋白质的摄入，多吃鸡蛋、鱼、鸡、瘦肉、豆制品，多喝牛奶。

（4）宜吃富含胶原蛋白的食物，如蹄筋、猪蹄、鸡鸭爪、翅膀等。

忌

（1）忌过甜、过咸食品。

（2）忌烟、酒。

（3）忌可可、咖啡等兴奋性食物。

（4）忌肥甘厚腻饮食。

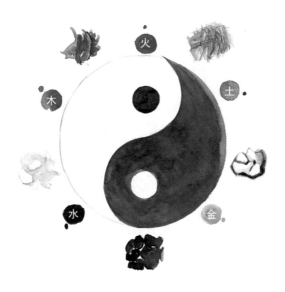

常见外科疾病的饮食宜忌

Chapter 3

常见
妇科疾病
的饮食宜忌

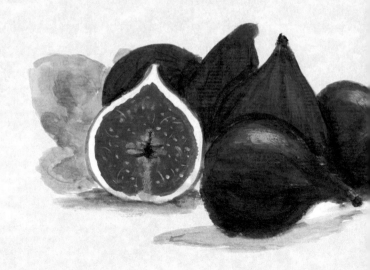

1 乳腺增生

一次体检下来，10个女生中8个患乳腺增生。很多人都要问医生"乳腺增生会不会变成乳腺癌？""吃什么药才能消灭增生？"不少人因此而恐癌，影响正常生活，也有的用上了激素治疗甚至多次手术。

在医学上，女性乳腺增生属于正常的生理现象。最典型的莫过于经期引起的乳腺增生，女性月经前乳房会特别不舒服，感觉胀胀的，还有点痛，但经期过后胀痛就渐渐消失。此外，高激素高营养饮食、心情郁闷、精神压力大，也会引起乳腺增生。乳腺增生是一种良性病变，极少数会发展为乳腺癌。

乳腺增生最常见的检查是乳腺B超和钼靶，根据病变程度，影像学上乳腺增生BI-RADS分为6级：1级考虑是良性的，未见异常征象；2级基本考虑是良性的；3级良性的概率在98%以上；4级要分成4a、4b和4c，各自的恶性概率：4a为2%～10%，4b为10%～50%，4c为50%～95%；5级95%以上可能是恶性的；6级已经病理确认是恶性肿瘤了，再做彩超或者钼靶的检查。乳腺B超和钼靶检查结果反映的都是形态学上的改变，不能代替病理活检终极诊断。

3级的乳腺增生属于乳腺囊性增生，易进展为恶性率高的4级，需要积极治疗和定期检查。但3级乳腺增生短期治愈比较困难，而久治不愈会造成患者"恐癌"和畏惧手术的双重心理负担。3级乳腺增生是非手术治疗乳腺增生的最后防线，再进一步就难免手术了，必须引起足够的重视，最佳的干预方案仍然是强化饮食调理和中药辨证论治。

和甲状腺结节一样，乳腺增生也是过度手术的重灾区。其实只要掌握好分级应对，大多数的乳腺增生无须手术。只要每天保持良好的心态，少吃含激素较高的食品，坚持适量运动就能有效缓解乳腺增生。

宜

（1）宜吃具有抗乳腺增生作用的食物，如芦笋、南瓜、榧子、丝瓜、橘饼、海带、海草、紫菜、海马、牡蛎、猫爪草、白及、土茯苓、三七等。

（2）宜吃水果和蔬菜，增加豆制品的摄入，如胡萝卜、茴香、菠菜、小白菜、冬瓜、西红柿等。

（3）宜优化食用油，以橄榄油、山茶油、花生油、玉米油、菜籽油、豆油和亚麻油为主要食用油。

（4）宜吃具有消肿胀作用的食物，如薏仁、赤豆、芋头、葡萄、荸荠、桑葚、猕猴桃、芦笋、丝瓜、大枣等。

（5）宜吃具有减轻乳房胀痛作用的食物，如茴香、葱花、海龙、茄子、金橘、柑橘、海参等。

（6）BI-RADS3级的高风险人群力荐全素食，以蔬菜和水果为主，如卷心菜、花椰菜、甘蓝等十字花科蔬菜，胡萝卜、食用菌、海藻类、西红柿、橘类，浆果类的水果能促进体内雌激素的代谢和清除。

（7）月经不调者宜吃芹菜、丝瓜、甜杏仁、核桃、山楂、赤小豆、甜菜、墨鱼、带鱼等。

（8）乳房溢液者宜吃苦瓜、苦菜、萝卜缨、无花果、苹果、香蕉、柑橘、橙、番石榴、山药、玫瑰花等，宜多喝茶。

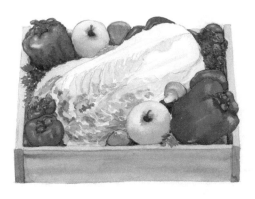

（1）忌烟、酒。

（2）忌咖啡、可可、巧克力等兴奋性食物。咖啡、可可、巧克力等食物中含有大量的黄嘌呤，黄嘌呤可促进乳腺增生。

（3）忌含动物性雌激素的食品、保健品、美容品，如含雌激素的牛奶饮料，鸡等饲养类动物和生长素催长、催熟的果蔬。

（4）忌肥腻、油煎、高脂饮食，如红肉、加工肉、动物性脂肪、牛羊肉等高脂肪、高蛋白、高糖、高能量食品。

（5）忌腌制、烟熏食物，如咸鱼、咸菜、腌肉、腌鱼、烟熏鱼、烟熏肉等。

（6）忌腐败变质、发霉的食物，如霉变豆制品、霉变粮食及其制品，腐败变质不新鲜的鱼、肉和蔬菜等。

（7）忌公鸡、鹅肉、猪头肉等发物。

（8）忌辣椒、桂皮等辛辣刺激性食物和调味品。

2 子宫肌瘤

子宫肌瘤是女性生殖器官最常见的一种良性肿瘤，也是人体中最常见的肿瘤之一，其主要是由子宫平滑肌细胞增生而成。子宫肌瘤的病因不明，目前研究认为可能是多因素共同作用的结果。大量临床观察和实验结果表明子宫肌瘤是一种激素依赖性肿瘤，雌激素是促使肌瘤生长的主要因素。

大多数的子宫肌瘤没有症状，多在盆腔检查或超声检查时发现。临床症状则与肌瘤生长部位、速度有关，而与肌瘤大小、数目多少关系相对较小。浆膜下肌瘤者少有症状，黏膜下肌瘤常可引起不规则阴道流血或月经过多。

宜

（1）宜吃具有抑制子宫肌瘤作用的食物，如蓟菜、食用菌、菱角、薏仁、乌梅、牛蒡、猫爪草、杜仲、肉苁蓉、牡蛎、海马、山药、桑葚、枸杞、芝麻、木耳、藕、香蕉等。

（2）宜吃富含植物性雌激素的食物，如豆类及豆制品、芹菜、花椰菜等。

（3）宜吃富含微量元素锌和硒的食物，如牡蛎、鱼、瘦肉、动物内脏、蛋类、食用菌、紫菜、芝麻、小麦胚粉、坚果等。

（4）宜吃富含维生素C的蔬菜，如菜花、白萝卜、马铃薯、小白菜、油菜等。

（5）宜吃具有消除水肿作用的食物，如鲟鱼、赤小豆、鲤鱼、鲮鱼、文蛤、鸭肉、莴苣、椰子等。

（6）宜吃具有缓解疼痛作用的食物，如莲子、核桃肉、薏仁、梅子、栗子、芋头、海蜇、蜂蜜等。

（7）宜吃具有减少白带、滋补作用的食物，如墨鱼、淡菜、文蛤、蛏子、牡蛎、龟、海蜇、羊胰、豇豆、白果、核桃、莲子、芡实、芹菜、薏仁、赤小豆、白茅根等。

忌

（1）忌肥甘厚腻、生湿、生痰、燥热食品，如羊肉等。

（2）忌激素饲料喂养的家禽肉、蛋类，以及含有激素的美容品、保健品。

（3）忌烟、酒。

（4）忌花椒、辣椒、桂皮等刺激性食物和调味品。

（5）忌烧烤、加工肉、红肠等高致癌性的食物，以及油腻、油煎、油炸的食物。

（6）忌发霉食物、烟熏食品、腌制食品和腐败变质食品。

（7）忌咖啡、可可等兴奋性食物。

3　痛经

　　凡于经期或行经前后，发生下腹部疼痛或痛引腰骶，以致影响工作及日常生活者称为痛经。痛经又分为原发性和继发性。原发性痛经指生殖系统无器质性病变，往往是初次月经起即伴有腹痛，又称功能性痛经。继发性痛经指由生殖系统病变引起的痛经，其原因为生殖器官炎症、肿瘤等。此病症状为月经来前或仅见少量经血即开始有下腹部不适、疼痛，或腰骶部疼痛，经期加剧，为阵发性下腹绞痛、胀痛或坠痛，痛引腰骶、腹内侧、阴道、肛门。伴有恶心、呕吐、腹泻、尿频、肛门胀坠、头晕、头痛。多数患者会感觉小腹凉，喜热喜按。

 宜

　　（1）宜吃富含维生素的食物，如谷类、植物油、水果、蔬菜、海草、贝类、豆类、肉类、蛋类、奶类。

　　（2）宜吃具有温通、化瘀、补虚作用的食物，如海马、砂仁、茴香等。

　　（3）宜吃顺气食物，如陈皮、金橘、萝卜、薏仁、芡实、莲子等。

　　（4）宜吃补虚食物，如乌骨鸡、核桃、牛肉、海参、山药等。

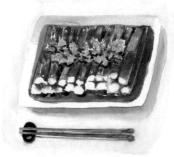

（1）忌烟、酒。

（2）忌咖啡、可可等兴奋性食物。

（3）行经期忌生冷寒凉性食物，如冷饮、生冷瓜果、寒凉青菜、生拌瓜菜、河蚌等。

（4）热性痛经忌辛辣刺激、燥热行血的食物。

4　功能性子宫出血

功能性子宫出血简称功血，全称为功能失调性子宫出血，系指内分泌调节系统的功能失常所导致的月经紊乱和出血异常。

功血的表现有经量增多、经期延长、月经周期缩短或延长，也可能出现完全不规则出血。妇女不同时期发生功血的原因不尽相同：青春期功血以中枢成熟缺陷为主要原因，更年期功血主要原因为卵巢功能衰退，生育年龄功血则原因复杂。功血的诱因有：精神过度紧张、恐惧、环境气候骤变、劳累、营养不良和代谢紊乱。

（1）宜吃营养丰富、易于消化的食物，多食含铁丰富的食物，如肝等动物内脏、乌骨鸡、黑木耳、桂圆肉、菠菜等。

（2）属实热者，宜吃新鲜蔬菜、水果和低脂食物，包括豆浆、蛋类、瘦肉、荠菜、葛根粉、马齿苋、西瓜汁、梨、荸荠、山楂、带鱼等。

（3）脾肾亏虚者，宜吃固涩滋补食物，如扁豆、红枣、山药、黑木耳、墨鱼、黄花鱼、猪肚、动物肾脏等。

忌

（1）忌肥肉等肥腻、黏滞不易消化的食物。

（2）实热者忌温补性食物及辛辣刺激性食物和调味品，如辣椒、胡椒、姜等，以免增加经血量。

（3）虚寒者忌生冷瓜果、寒凉青菜、冰冻冷饮等。

（4）忌烟、酒。

5　闭经

　　凡年满18岁女性，月经尚未来潮，或以往已有正常月经，现连续3个月以上不来潮者称为闭经，前者为原发性闭经，后者为继发性闭经。闭经是一种妇科疾病，不包括青春期前、妊娠期、绝经期后各时期不来潮的生理性闭经。闭经的原因有：子宫相关的因素、卵巢相关的原因、垂体瘤、丘脑相关的原因、肾上腺和甲状腺功能紊乱。

　　原发性闭经者经体检可以发现生殖系统先天性发育不全，如无子宫、无阴道或小子宫。原发性闭经临床常见的还有先天性卵巢发育不良（特纳氏综合征），其临床表现除原发性闭经外，还有身材矮小、桶状胸、第二性征发育不良等特征性表现。继发性闭经除有闭经外，还有其他内分泌障碍的表现。

　　中医认为闭经的病因分虚实两类。虚者多因肾虚或气血两虚，致冲任不盈、血海空虚，无余可下；实者则因气滞血瘀、寒凝血瘀，痰湿阻滞，致冲任不通而闭经。

宜

　　（1）闭经属虚证者，宜吃具有滋补作用的食物，如羊肉、鸡肉、瘦猪肉、核桃、枣、栗子、莲子、枸杞、山药等。

（2）闭经属实证者，宜饮食清淡易于消化，多食具有活血通经作用的食物，如山楂、黑豆、黑木耳、墨鱼、橙子、橘饼等。

（1）忌肥肉等肥腻、黏滞不易消化的食物。

（2）虚证者忌生冷瓜果、寒凉青菜及冷冻饮料。

（3）实证者忌辛辣刺激、燥热性食物。

6　白带异常

白带是由阴道黏膜分泌物、宫颈腺体及子宫内膜的分泌物混合而成，其分泌与雌激素的水平有关。正常白带为少量乳白色、无气味、稀糊状液体。在生殖道出现炎症或肿瘤继发感染时，白带在量、色、性状及气味方面发生变化，则为白带异常，主要有以下5种。

（1）透明黏性白带增多。状如清涕，在排卵期、妊娠期体内雌激素水平增高，为生理性。

（2）脓性白带增多。色黄或黄绿、黏稠、有臭味，为细菌性阴道炎、宫颈炎、阴道异物感染等。如为黄绿色、稀薄有泡沫伴外阴瘙痒多为滴虫性阴道炎。

（3）乳酪样白带增多。为真菌性阴道炎。

（4）血性白带增多。为宫颈癌等恶性肿瘤、老年性阴道炎、宫内节育环等。

（5）水样白带增多。为宫颈癌、子宫内膜癌、输卵管癌等。

（1）宜补充营养，增强体质，多吃牛奶、鸡蛋、豆浆、瘦肉、动物内脏等。

（2）宜吃具有健脾祛湿作用的食物，如山药、扁豆、莲子、白果、薏仁、蚕豆、绿豆、黑木耳、豇豆、核桃仁、淡菜、芹菜、龟、甲鱼、猪肚、乌骨鸡、芡实。

（3）黄带、血性白带为湿热，宜多喝汤水、饮食清淡，多吃芹菜、菊花、冬瓜、苋菜、西瓜、赤小豆、荸荠、紫菜、马齿苋、蚕豆、绿豆、木耳、鲜藕等。

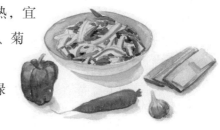

（1）忌肥甘厚味及甜腻食品，如肥肉、海腥类、糯米糍粑等，以免留湿生痰。

（2）忌煎炒、油炸类燥热性食物。

（3）忌姜、辣椒等刺激性食物和调味品。

（4）忌烟、酒。

7　妊娠呕吐

有部分孕妇在妊娠6周左右出现频繁的呕吐，严重者不能进食、进水，从而发生体液平衡失调及新陈代谢障碍，以致营养受到严重影响，称为妊娠呕吐。

轻症者常表现为反复呕吐、厌食、挑食、虚弱无力；重症者表现为呕吐发作频繁，不能进食和进水，吐出物除食物、黏液外，可有胆汁或咖啡色胃液，全身乏力，明显消瘦，小便少，伴脱水和电解质紊乱。

（1）宜饮食清淡、易消化、富有营养，供给充足的糖及维生素，主食以烂饭、馒头、粥、烂面条汤为主，辅以面包、饼干、果汁、蜂蜜、果酱点心、蔬菜、水果等。症状较轻时适当吃些蛋类、肝、瘦肉、豆制品等蛋白质丰富的食品。

（2）宜吃牛奶、瘦肉、豆制品、猪心汤、猪肝汤、白菜、菠菜、萝卜、西红柿、橘子、梨、柿子、鲤鱼、生姜、红糖、扁豆、陈皮、橙子、西瓜汁、绿豆、芦根。

（1）忌酒及强烈刺激性食物。
（2）忌肥肉、坚果等油腻及坚固不易消化的食物。
（3）忌产气和粗纤维含量多的食物，如薯类、多纤维蔬菜。

8　先兆流产

先兆流产指在妊娠早期有阴道少量出血，妊娠可能中断，发展成为流产，经过适当治疗也有可能继续妊娠者。先兆流产的原因有胚胎方面的和母体方面的。先兆流产的主要症状为停经后或有早孕反应，阴道少量流血，有时伴有轻微下腹部痛和腰酸，但无组织物排出，或感觉胎动下坠。

中医认为先兆流产与肾虚无力系胎；气血虚弱无力载胎、养胎；血热损伤胎气；跌仆伤胎，损伤冲任，气血失和，以致伤动胎气有关。总的来讲，先兆流产可分为肾虚、气血虚弱、血热、跌仆伤胎四种类型。

（1）宜吃清淡、易消化、营养丰富的食物，气血两虚、肾虚者，以清补为宜，可进牛奶、豆制品、瘦肉、鸡蛋、猪心、猪肝、猪腰汤等。

（2）不同证型患者宜进不同食物。气虚者宜吃补气固胎食物，如人参汤、鸡汤、小米粥等。血虚者宜益血安胎，宜吃糯米粥、黑木耳、羊肉、羊肾、黑豆等。血热者宜清热养血，宜吃丝瓜、芦根、梨、山药、南瓜等。

（1）忌薏仁、肉桂、干姜、桃仁、螃蟹、兔肉、山楂、荸荠等。

（2）血热者忌辛辣刺激、油腻及偏湿热的食物和调味品，如辣椒、羊肉、猪头肉、姜等。

（3）虚者忌生冷寒凉食品，如生冷瓜果、寒凉性蔬菜、冰冻冷饮。

（4）忌烟、酒。

9　妊娠中毒症

妊娠中毒症是指妊娠20周以后发生高血压、水肿、蛋白尿的症候群，因为并未发现毒素，故又名妊娠高血压综合征。

根据临床表现，妊娠中毒症分为轻度妊娠中毒症、中度妊娠中毒症和重度妊娠中毒症（先兆子痫、子痫）。水肿为其主要体征，多由踝部开始，渐及小腿、大腿、外阴和腹部，水肿部位隆起，皮肤张紧发亮，按之凹陷。此外，患者会有血压升高、蛋白尿等症状。重度妊娠中毒症患者会出现头晕、眼花、呕吐、胸闷、抽搐、昏迷。

（1）宜选择高维生素（特别是B族维生素）、高蛋白食物，低盐饮食，宜吃瘦猪肉、猪腰、鸡肉、鸡蛋、鸭肉、鸭蛋、鲤鱼、带鱼、墨鱼、玉米、豆浆、乳类、黑豆、芹菜等。

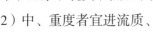

（2）中、重度者宜进流质、半流质。

忌

（1）忌含盐及碱质较重的食物，如咸蛋、咸肉、咸菜、榨菜、松花蛋、火腿肉。

（2）忌肥腻厚味、坚硬不消化的食物。

（3）忌辛辣刺激性食物和调味品，如姜、辣椒等。

（4）昏迷、抽搐者禁食。

（5）忌烟、酒。

10　产后出血

分娩后24小时以内，阴道出血超过400毫升，即为产后出血。产后24小时以后发生的出血则称为晚期产后出血，多发生于产后1～2周。产后出血多为少量或中量持续或间断的流血，少数为急剧大量出血。产后出血的原因有：①胎盘滞留；②子宫收缩不良；③子宫或阴道裂伤；④凝血功能障碍。

胎盘滞留、子宫收缩不全的出血多发生在产后2周以内。子宫或阴道裂伤的出血多发生在产后2～3周。常伴有发热、下腹部疼痛、产道血肿。出血量多者还伴有头晕、血压下降等失血的表现。

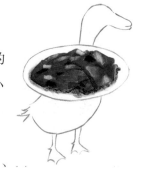

（1）各类型出血者均宜吃富含维生素E的食物，如小麦芽油、花生油、豆油等植物油，小米、玉米等全粒粮谷，菠菜、莴苣、甘蓝菜等绿色蔬菜，牛奶、奶酪、鸡蛋、动物肝、肉类等高营养食物，胡萝卜、红薯、马铃薯、青豆、柿、香蕉、苹果等平补食物。

（2）子宫收缩不良者宜吃猪肉、鸡肉、鸡蛋、鱼胶、阿胶、海马等。

（3）胎盘滞留或有瘀血者宜吃猪血、羊血、鸭血、赤砂糖、兔肉等。

（4）产道损伤或有血热表现者宜吃黑黄豆、荠菜、金针菇、甜菜、带鱼等。

（1）忌辛辣刺激性食物。

（2）忌生冷寒凉性食物。

（3）忌烟、酒。

11　产后发热

产后发热指产褥期以发热为主症的一种疾病，患者可持续发热不减，或突然高热，并伴有其他症状。产后一周内产妇常有轻微发热，一般能自行退热，此为生理性发热，不是病态；只有在产褥期内，体温超过38摄氏度，或持续发热不减，才可以诊断为产后发热。产后发热为一组症候群，最常见的原因为产褥感染。中医认为产后发热的病因病机有：感染邪毒、血瘀发热、外感发热、血虚发热等。

病因不同，则表现各异，辨证应根据发热的特点，并结合恶露的量、色、质、气味，腹痛等情况分析。若发热恶寒、小腹痛拒按、恶露有臭气，则为感染邪毒；若寒热时作、恶露量少、腹痛拒按，则为血瘀发热；若恶寒发热、肢体疼痛、咳嗽流涕，则为外感发热。炎热季节，身热多汗或无汗、口渴心烦、体倦少气，为中暑发热。产后失血过多、微热出汗，为血虚发热。

（1）感染者宜吃具有清凉解毒作用的食物，如藕、甲鱼、小麦、淡菜、带鱼、银鱼、绿豆、鱼腥草、蒲公英、金银花等。

（2）产后发热者宜吃豆豉、甘蔗、茅根、葛根、绿豆、藕粉羹、小米粥等。

（3）产后血虚者宜吃瘦肉、鸡蛋、牛奶、苹果、黑木耳、银耳、红枣、芹菜、苋菜、无花果、桂圆等。

（1）忌辛辣刺激、肥腻、燥热性食物和调味品，如桂皮、羊肉、辣椒、花椒、肥肉等。

（2）忌烟、酒。

（3）忌生冷寒凉性食物、冷饮等。

12　产后缺乳

在正常生理情况下，产后3～4天，乳房开始分泌乳汁，即可哺乳，如因各种原因，产后1周后仍无乳汁分泌，或虽有泌乳，但乳汁甚少，不能满足婴儿的需要，则为产后缺乳。其主要表现为产后乳少或无乳可下，乳汁清稀、乳房无胀痛，面色无华、皮肤干燥、食少，大便稀溏，或乳房胀痛，烦闷不快等。

乳汁的分泌，受中枢神经系统的反射调节，哺乳方法不正确，如新生儿不能吸紧乳头、吸空乳房，产妇情绪因素，都会造成产后缺乳。产妇的健康和营养状况，也是产后缺乳的主要原因。因此，合理的饮食调理和饮食催乳是十分重要的。

（1）宜进食营养丰富、易消化的食物，汤水要充足，保证供应充分的热量、蛋白质、脂肪、铁、维生素、水分。

（2）宜吃瘦肉、豆制品、鸡肉、蛋类、猪蹄、猪肝、猪心、赤小豆、豌豆、金针菇、莴苣、丝瓜、花生、芝麻、鲤鱼、带鱼、鲢鱼等。

（1）忌辛辣刺激性食物和调味品，如花椒、辣椒、桂皮等。

（2）忌烟、烈性酒。

13 更年期综合征

更年期综合征是指更年期妇女因卵巢功能衰退直到消失，引起内分泌失调和自主神经紊乱的症状。此病的发生与卵巢功能减退、体质、健康状态、社会环境、神经精神因素有关。更年期综合征的症状表现多样，主要有月经紊乱、潮热、高血压、心悸、假性心绞痛、头痛、眩晕、失眠、耳鸣、有恐怖感、记忆力减退、判断力不准、喜怒无常、食欲不振、恶心、呕吐、便秘、腹泻、腹痛、关节痛，但体检无特殊发现。

（1）宜吃具有安神降压作用的食物，如猪心、芹菜、红枣、山楂、酸枣、桑葚。

（2）宜吃富含B族维生素的食物，如粗粮（小米、玉米、麦片）、蘑菇、动物肝和肾、瘦肉、牛奶、水果等。

（3）宜用植物油烹调，如豆油、葵花籽油、芝麻油、玉米油、花生油。

（4）宜吃新鲜蔬菜和水果，如菠菜、甘蓝、西红柿、胡萝卜、黑木耳、山楂、橘子、鲜枣、香蕉、梨、苹果等。

（1）忌辛辣刺激性食物和调味品，如辣椒、胡椒等。

（2）忌高脂肪、高胆固醇食物，如肥肉、鱼子、蛋黄、动物内脏。

（3）忌咸肉、咸蛋、咸菜、榨菜等过咸食物。

（4）忌烟、酒。

（5）忌咖啡、可可、浓茶等兴奋性食物。

14　外阴瘙痒

外阴瘙痒是由多种原因引起的一种症状，瘙痒多发生在阴蒂、小阴唇区，重者可波及整个外阴部及肛门周围。婴幼儿、成年女性、老年妇女均可见，但大多数为更年期妇女。瘙痒程度不同，严重者坐卧不安，影响工作、生活和睡眠。

引起外阴瘙痒的主要有以下5种疾病：

滴虫性阴道炎。阴道分泌物黄绿色、稀薄泡沫状、脓性带血有酸肉味，外阴瘙痒、灼痛、性交痛。

霉菌性阴道炎。阴部奇痒、灰白色膜样分泌物覆盖、豆渣样阴道分泌物。

老年性阴道炎。阴道分泌物多、稀薄、淡红色血性、灼热疼痛、性交痛。

外阴湿疹。外阴部有点状斑疹、皮肤增厚，呈皮革样。

阴疮、溃疡。继发于各种阴道炎，形成疮疡。

（1）滴虫性阴道炎患者宜吃杨桃、萝卜、猪肾、樱桃等。

（2）霉菌性阴道炎患者宜吃海参、海马等。

（3）老年性阴道炎患者宜吃墨鱼、乌骨鸡、鲍鱼等。

（4）外阴湿疹患者宜吃海蛤、薏仁、核桃、地耳等。

（5）阴疮、溃疡患者宜吃白果、瘦肉、薏仁、无花果、海蜇等。

（1）忌烟、酒。

（2）忌辛辣刺激性食物。

（3）忌羊肉、公鸡等发物。

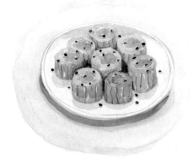

Chapter 4

常见
儿科疾病
的饮食宜忌

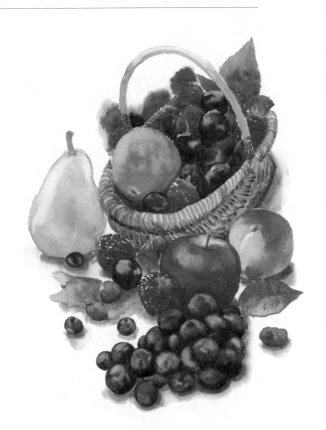

1 麻疹

麻疹是由麻疹病毒引起的急性呼吸道传染病，5岁以下儿童发病率最高，全年均可发病，以冬春两季为流行高峰。麻疹具有终身免疫性，易并发肺炎、心肌炎、脑炎。

典型的麻疹在临床上分为3期：①前驱期：急起发热、体温逐日升高、咳嗽、流涕、眼结膜充血、畏光、眼睑浮肿。发病2～3天在口腔黏膜上出现针尖大小黄白色斑点，称为"科氏斑"。②出疹期：3～4天开始出疹，首先见于耳后、发际，然后渐及前额、面、颈、胸、背、腹部，最后达手心足底，为淡红色丘疹。③恢复期：皮疹出齐后，症状迅速减轻，体温降至正常，热退后2～3天皮疹按出疹顺序依次消退。无合并症的麻疹，病程10～14天。

（1）宜饮食清淡、易消化，富于营养和维生素，如稀粥、菜泥、冬瓜、萝卜、芹菜等。

（2）发热出疹期间，宜进流质或半流质，如藕粉、面条、菜汁、新鲜果汁。热退后宜进牛奶、豆浆、猪肝汤、腰花汤、鲜鱼汤、瘦肉、新鲜蔬菜和水果。恢复期宜吃健脾胃食物，如莲子、山药、芡实、大枣等。

（3）宜选用能促使疹发透的食物，如芫荽、鲜虾、鲜带鱼、鲜笋、萝卜、荸荠、甘蔗汁、蘑菇、樱桃、鲜芦根、菊花、苋菜、空心菜等。

（1）忌油腻厚味、辛辣动火食物和调味品，如肥肉，煎炸、烧烤食物，辣椒、花椒等。

（2）忌酸涩、香燥食物。

2 水痘

水痘是发病于儿童时期的一种具有传染性的急性发疹性疾病，以发热和皮肤分批出现斑疹、丘疹、结痂为其特征。

水痘一般骤然起病，出现皮疹和发热症状，体温多在39摄氏度以下，皮疹呈向心性分布，躯干、头部、腰部较多，四肢较少，初起为红色斑疹、丘疹，以后变为椭圆形，薄膜包围的露珠状疱疹大小不一，几天后，疱疹中间微见凹陷，然后结痂，脱落，不留疤痕。严重的并发症有脑炎、肺炎、败血症。

（1）宜吃清淡、易消化、富含维生素的食物，如米汤、藕粉羹、水果汁、豆浆、瘦肉等。

（2）可选用有轻透作用的食物，如芦根、茅根、百合、杏仁、赤小豆、金银花、绿豆、小麦、梨汁、黄豆等。

（1）忌辛辣刺激性食物和调味品，如姜、辣椒、花椒、桂皮等。

（2）忌鸡肉、鸭肉、鹅肉、鱼、虾、猪头肉等发物。

（3）忌烟、酒。

（4）忌油腻、煎炸燥热食品。

常见儿科疾病的饮食宜忌

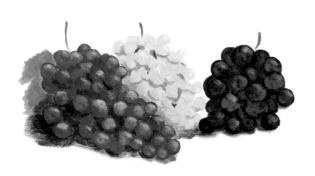

3　流行性腮腺炎（痄腮）

流行性腮腺炎是由腮腺炎病毒引起的急性呼吸道传染病，以非化脓性腮腺肿痛为特征。腮腺炎病毒通过飞沫传播，由口腔和鼻黏膜侵入，引起病毒血症，经血流到达腮腺和其他器官。成年男性还易并发睾丸炎，引起不育症。

大部分患者无前驱症状，腮腺肥大一般先见于一侧，然后波及对侧，位于耳下部，使脸面变形，局部疼痛及感觉过敏，皮肤紧张有触痛，伴有发热、头痛、乏力、食欲减退等全身症状。

（1）宜吃清淡、易消化、富含维生素的食物，如浓米汤、藕粉羹、橘子水、梨汁、甘蔗汁、牛奶、蛋花汤、豆浆、瘦肉汤等。

（2）宜多吃对治疗流行性腮腺炎具有辅助作用的食物，如马齿苋、香椿头、芫荽、绿豆汤、赤小豆、丝瓜、陈小麦粉、芹菜、马铃薯、荸荠、藕汁、茅根、萝卜等。

（1）忌公鸡、鹅肉、猪头肉、海腥类等发物。

（2）忌辛辣刺激性食物和调味品，如辣椒、花椒、姜、桂皮及过酸的食品。

（3）忌油腻厚味食物。

（4）忌闻烟、油锅气等刺激性气味。

（5）忌烟、酒。

4 百日咳

百日咳是由百日咳杆菌引起的小儿常见急性呼吸道传染病。其临床特征为阵发性痉挛性咳嗽，咳后伴有鸡鸣样吸气吼声，病程延续可达2~3月之久，故名为"百日咳"。本病四季均可发生，以冬春季为多发。

起病初期有低热、咳嗽、喷嚏、流泪等感冒症状，此时传染性最强。以后出现特征性的阵发性、痉挛性咳嗽，每次咳嗽发作时，连续十余声至数十余声短促的咳嗽，流涕下泪，面红耳赤，颈静脉怒张，身体缩成一团，咳嗽后继以深长的吸气，发出"鸡鸣样"的哮鸣声。咳嗽反复发作，至咳出大量黏稠痰液及呕吐出胃内容物。

（1）宜进食清淡易消化的食物，如软饭、粥类、面汤、菜泥。多吃萝卜、芹菜、扁豆、豆芽等新鲜蔬菜，柑橘、金橘、红枣等水果，梨汁、萝卜汁、荸荠汁、藕汁、蜂蜜等润肺滋阴食品。

（2）宜多吃对治疗百日咳具有辅助作用的食物，如金橘、柑橘、栗子、核桃、胡萝卜、冰糖、花生等。

（1）忌烟、酒。

（2）忌辣椒等辛辣刺激性食物和调味品。

（3）忌肥肉、糯米及其制品等肥甘厚腻食物。

（4）忌油漆、废气和炊烟等刺激性气味。

5　婴幼儿腹泻

　　婴幼儿腹泻又称小儿肠炎，除细菌性痢疾、霍乱、伤寒外，还包括其他细菌、病毒引起或原因不明的腹泻。此病全年可发，以夏秋两季为多，常见于2岁以下婴幼儿。

　　轻症者大便次数增多，每日数次至十余次，呈淡黄色或黄绿色，混有少量黏液，有酸味，伴呕吐或溢乳，食欲减退。重症者腹泻，每日大便十余次至数十次，大便呈水样，偶有黏液，呕吐频繁，小便少，可有高热、脱水、电解质紊乱、酸中毒、休克。

　　中医认为治疗婴幼儿腹泻的根本在于脾胃，脾胃功能正常，则消化、吸收、运输正常。

　　小孩脾胃发育尚未完善，消化功能较弱，故遇外感六淫、内伤饮食均可致脾胃功能失调泄泻。临床上婴幼儿腹泻分为伤食泻、风寒泻、湿热泻、脾虚泻、脾肾阳虚泻等几种类型。

　　（1）宜保证足够水分，纠正脱水后，再给流质、半流质，逐渐过渡到正常饮食。总的原则是饮食清淡、易消化、低脂肪。

　　（2）宜进食母乳、鲜牛奶、脱脂奶、酸牛奶、米汤、新鲜果汁、去油肉汁、蛋白汤等流质和藕粉羹、面包、饼干等半流质及少渣食物，如豆浆、豆腐、馒头、稀饭、无油蛋糕、菜泥、苹果泥、香蕉、碎鱼、碎肉、蒸鸡蛋等。

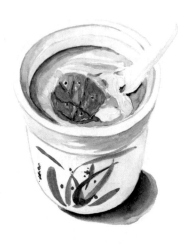

（1）忌咖啡、茶及汽水等含气饮料。

（2）忌坚硬不易消化及粗纤维含量多的食物。

（3）忌油腻食物。

（4）忌公鸡、鹅肉、海腥类等发物。

（5）腹泻、呕吐严重者禁食。

6 疳积

疳积为儿童常见病，主要病因为喂养不当，乳食不节，或感染虫症，久病体虚，以致脾胃虚损。"疳"指积滞日久，耗伤正气，出现肚腹膨胀、面黄肌瘦；"积"指饮食失节、停滞不化，为食积。

疳积分为以下四种类型：①脾疳，面色萎黄、头大颈细、肚腹膨大。②干疳，口干舌燥、皮肤枯槁、大便干结。③哺乳疳，消瘦、潮热、肌肤枯槁、四心烦热。④蛔疳，肚腹绞痛、痛时俯仰不安、常吐清涎、腹部膨胀、青筋暴露。

（1）宜食易消化、营养丰富的食物，合理喂养、少食多餐。多吃对治疗具有辅助作用的食物，如山楂、谷芽、麦芽、鸡内金、猪肚、红枣、莲子、山药。

（2）脾疳者宜食麦片、动物肝、八珍糕、山药、莲子等。

（3）干疳者宜食藕粉羹、绿豆

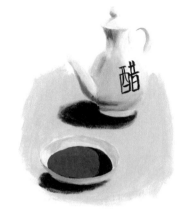

汤、马蹄粉、天花粉、鲜橙汁、青菜汤、西红柿汤等。

（4）哺乳疳者宜食奶粉、黄豆粉、豆浆、红枣粥、山药粥、鸭胗、鸡胗等。

（5）蛔疳者宜吃南瓜子、槟榔、胡椒、花椒等。

（6）宜吃富含维生素、微量元素的食物，如米面、蔬菜水果等。

（1）忌饮食无节、过饱过饥、过于油腻多脂肪食物。

（2）忌炎夏断奶。

（3）忌过食生冷瓜果、冷冻饮料及坚硬不易消化食物。

（4）忌不洁饮食。

7 遗尿症

遗尿症是指3岁以上小儿睡眠中小便自遗的一种病症，是小儿时期的常见病。对于3岁以下的小儿，其肾气尚未充沛，智力发育不全，排尿的正常习惯还未养成，或3岁以上儿童偶然遗尿者，均不属病态。

遗尿症的病因为肾与膀胱的病变，主要在于膀胱不能约束，通常有以下三方面：①肾气不足，下元虚冷；②脾肺气虚，水道失约；③肝经湿热，下注膀胱，膀胱气化不利，约束无权而致遗尿。

遗尿症的特点是夜间长期有尿床习惯，排尿多在半夜或可发生于清晨，遗尿后继续熟睡。本病虽无严重后果，但长期遗尿，会给小儿留下精神上的苦恼或创伤，产生自卑感，严重的会使小儿萎靡不振、消沉、内向、自卑，影响小儿的身心发育和健康。

（1）宜多吃具有健脾、补肾作用的食物，如莲子、薏仁、山药、

芡实、黄花菜、香菇、瘦猪肉、猪肚、
鸡肫、鸭肫等。

（2）宜多吃猪骨、羊乳、鸭肉、
鳝鱼、鱼、龟、甲鱼、动物肾等。

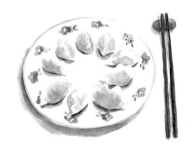

（1）晚餐忌饮过多汤水。

（2）睡前忌饮水。

（3）忌生冷寒凉性食物，如生冷瓜果、寒凉性蔬菜、冰冻食品。

8　苯丙酮尿症

苯丙酮尿症是一种较常见的氨基酸代谢异常疾病，患者先天性缺乏将苯丙氨酸转变为酪氨酸的苯丙氨酸羟化酶，属常染色体隐性遗传，父母双亲均有染色体缺陷，但均无症状，近亲结婚者子女发病率高。

临床上主要表现为严重的智力低下、癫痫发作、情绪不安、精神紧张、兴奋、易激惹、呈痴呆样面容、皮肤白皙、虹膜色淡、毛发褐黄或淡黄或呈红色，身体及尿有一种特殊的霉味或鼠尿样臭味。

（1）宜吃低蛋白、有足够的脂肪和碳水化合物的食物，如淀粉、藕粉、土豆粉、代藕粉、粉条、粉皮、凉粉、南瓜、藕、胡萝卜、山药。

（2）宜多吃富含维生素的新鲜蔬菜和水果。

（1）忌富含蛋白质的食物，如奶类、蛋类、瘦肉、干豆类、豆
制品。

（2）忌母乳。

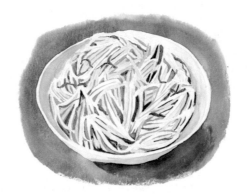

Chapter 5

常见
五官科疾病
的饮食宜忌

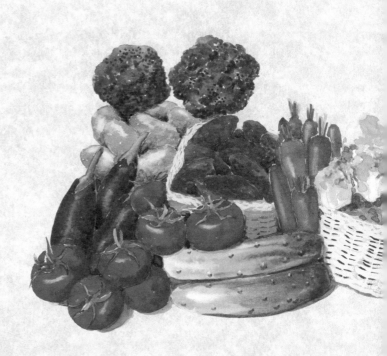

1　化脓性中耳炎

化脓性中耳炎是中耳黏膜的化脓性炎症，好发于儿童期，亦是小儿听力损伤的常见病因之一。急性化脓性中耳炎为儿童期常见的感染性疾病，发病率高，易复发，并发症和后遗症多。耳镜检查、耳部触诊等辅助检查有助于确诊化脓性中耳炎。

急性化脓性中耳炎的病程超过6～8周，病变侵及中耳黏膜、骨膜，或深达骨质，造成不可逆损伤的，称为慢性化脓性中耳炎。控制感染，通畅引流，去除病因为其治疗原则。

（1）宜饮食清淡，多食清凉消炎的蔬菜、水果，如莲子、百合、青枣、白果、金橘、柑橘、蜂蜜、菠菜、青菜、茼蒿、萝卜、豆腐、枇杷、雪梨等。

（2）宜吃具有排脓作用的食物，如苍耳子、茅根、芦根、薏仁、芡实、鱼腥草、蒲公英、败酱草、大青叶、板蓝根、平菇、马齿苋、包菜、萝卜等。特别是鱼腥草长于清上焦之热，可熬水当茶喝。

（3）宜吃具有滋阴、润燥、生津作用的果蔬，如冬瓜、丝瓜、橘子、广柑、苹果、鸭梨、西红柿、猕猴桃、山竹及西瓜等各种瓜类。

（4）宜吃富含水溶性维生素和微量元素的食物，如胡萝卜、薯类、菠菜、芹菜、黄花菜、西瓜、杏、肝、蛋黄、牛奶、赤小豆、黄豆、香菇、糙米、面粉、小米、玉米、豌豆、绿豆、豇豆、花生等。

（5）宜吃具有通便、利尿、排热作用的食物，如莲子、百合、青枣、白果、金橘、柑橘、蜂蜜、萝卜、刀豆、蘑菇、冬瓜、菠菜、胡萝卜、西红柿、黄豆及豆制品。

（1）忌烟、酒。

（2）忌辣椒、桂皮、花椒、咖喱等辛辣刺激性食物和调味品。

（3）忌虾、蟹、公鸡等发物。

（4）忌油腻燥热食物。

（5）忌过咸、过甜及煎炸肥腻食物。

2　慢性鼻炎（慢性鼻窦炎）

慢性鼻炎、慢性鼻窦炎、过敏性鼻炎这三种病都是鼻部疾病，临床上表现相似。

慢性鼻炎和慢性鼻窦炎都是细菌感染引起的慢性炎症，但发病部位有所不同。鼻窦是指位于眼睛和鼻腔附近颜面骨中的空腔，充满空气且与鼻腔相通，鼻窦围绕着鼻腔发育而成，分为上颌窦、筛窦、额窦及蝶窦四对，左右各一，具有协助调节呼吸时气体温度及湿度、鼻腔共鸣等功能。二者的主要症状都有鼻塞、流涕、头痛等。慢性鼻炎的症状是鼻子不通气或两鼻孔交替出现通气不畅，有黏液或黄脓性鼻涕。慢性鼻窦炎常见的症状包括鼻塞、流鼻涕、嗅觉功能变差、呼吸困难，有些患者还会感觉前额和眼睛周围有压迫感，甚至会有头痛、眼睛痛、眉心肿胀不适等。临床上慢性鼻炎与慢性鼻窦炎大多同时存在的原因是，鼻腔和鼻窦是相互关联的，二者往往相互影响造成恶性循环。

（1）宜饮食清淡，如莲子、百合、青枣、白果、金橘、柑橘、蜂蜜、菠菜、青菜、茼蒿、萝卜、黄豆、豆腐、枇杷、梨、核桃等。

（2）宜吃具有杀菌、消炎作用的"天然抗生素"食物，如豆腐、

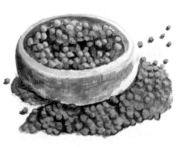

豆浆、平菇、马齿苋、包菜、萝卜、醋及醋制品、腐乳、豆豉、豉油、辛夷花、茅根、芦根、薏仁、芡实、鱼腥草、蒲公英、败酱草、大青叶、板蓝根等。特别是鱼腥草清上焦之热，可以熬水当茶喝。

（3）宜吃具有滋阴、清凉、生津作用的新鲜蔬菜和水果，如冬瓜、西红柿、丝瓜、橘子、广柑、苹果、鸭梨、猕猴桃、山竹及西瓜等各种瓜类。

（4）宜吃富含维生素和微量元素的食物，如胡萝卜、薯类、菠菜、芹菜、黄花菜、西瓜、杏、动物肝、蛋黄、牛奶、赤小豆、黄豆、香菇、糙米、面粉、小米、玉米、豌豆、绿豆、豇豆、花生等。

（5）宜吃具有通便、利尿、排热作用的食物，如莲子、百合、青枣、白果、金橘、柑橘、蜂蜜、萝卜、蘑菇、冬瓜、菠菜、胡萝卜、西红柿、黄豆及豆制品。

 忌

（1）忌烟、酒。

（2）忌一切辛辣刺激性食物和调味品，如辣椒、姜、蒜、桂皮、花椒、咖喱等。

（3）忌虾、蟹等发物。

（4）忌油腻燥热食物，以免生痰动火，如羊肉等。

（5）忌过咸、过甜及肥腻食物。

3　过敏性鼻炎

过敏性鼻炎实际上是一种内科过敏性疾病，与慢性鼻炎临床表现相似。

过敏性鼻炎以春秋季节为多发，是由于机体对某种物质（过敏原）过敏而引起的鼻炎。过敏原可分为吸入性过敏原和食物性过敏原。吸入性过敏原是成人过敏性鼻炎的主要原因。食物性过敏原对婴儿来说，主要是牛奶、坚果和黄豆；而对成人来说，主要是坚果、鱼、鸡蛋、牛奶、黄豆、苹果、梨等。过敏性鼻炎的典型症状是阵发性喷嚏、清水样鼻涕、鼻塞和鼻痒，部分伴有嗅觉减退。

（1）宜饮食细软易消化，补充各种营养成分，保证足够的微量元素和维生素，如肉类、大米、面粉、小米、玉米、绿豆、豆制品、蔬菜、水果等。

（2）宜吃能增加免疫力的食物，如苹果、香蕉、猕猴桃、柑橘、金桔、西兰花、菜花、西红柿、豆类及豆制品、肉类、坚果、粗粮谷物、全麦食品等。

（3）宜吃平补（性平）食物，如粳米、玉米、红薯、高粱、芋头、胡萝卜、莲子、百合、花生、芝麻、葡萄、脐橙、猪肉、鸭肉等。

（4）宜吃温补（性温）食物，暖胃、助阳、益气，如面粉、豆油、鸡肉、牛肉、莴苣、韭菜、核桃等。

（1）忌已知过敏食物和疑似过敏食物，如虾、蟹、牛奶、蛋类、肉类。

（2）忌烟、酒。

（3）忌辣椒、咖喱等辛辣刺激性食物和调味品。

（4）忌过甜、过咸等重口味食物。

（5）忌虾、蟹等发物。

（6）忌肥腻生痰食物，如奶油、肥肉等。

（7）忌寒凉食物，如冰制食品、冰冻饮料、生冷寒凉性水果和蔬菜。

（8）忌咖啡、浓茶等兴奋性食物。

4　急性扁桃体炎

急性扁桃体炎是腭扁桃体的急性非特异性炎症，常伴有一定程度的咽黏膜及其他咽淋巴组织的炎症。此病是一种常见病，多发于春秋两季、气温变化之时，青少年多见。当受寒、疲劳、烟酒过度等因素使机体抵抗力下降时，存在于咽及扁桃体隐窝处的链球菌等细菌乘虚侵入，而致发病。

急性扁桃体炎起病急，患者出现全身不适、畏寒、发热，或有寒战、头痛、背部及四肢酸痛。初感咽喉干燥，继而咽痛，先为一侧，继而两侧，吞咽、讲话、咳嗽时咽痛加重，疼痛剧烈可致吞咽困难。此外，急性扁桃体炎还可引起耳痛、颌下淋巴结肿大、压痛、扁桃体红肿，或有脓性分泌物。此病如治疗不当，可导致扁桃体周围脓肿、急性风湿热、心肌炎、关节炎、肾炎等局部和全身并发症。

 宜

（1）宜吃清淡、易消化的流质或半流质，如米汤、藕粉羹、豆浆、蛋花汤、蛋糕、面条、面片汤、绿豆粥、赤小豆粥等。

（2）宜多吃富含维生素C的新鲜蔬菜、水果及果汁等。

（3）宜多喝水和清凉饮料。

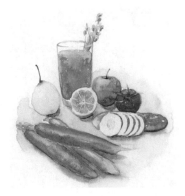

（1）忌烟、酒。

（2）忌咖啡、可可等兴奋性食品。

（3）忌辛辣刺激性食物和调味品，如姜、花椒、辣椒、桂皮等。

（4）忌油腻、煎炒燥热性食物。

（5）忌含骨刺、粗纤维多的食物，以及坚硬粗糙不易消化食物。

5　急性咽喉炎

急性咽喉炎是咽黏膜和黏膜下组织及淋巴组织的急性炎症，病变常波及整个咽腔，或仅局限于鼻咽、口咽、喉咽的一部分。常为上呼吸道感染，或继发于急性鼻炎或急性扁桃体炎之后，为常见多发病，可发于任何年龄。气温急骤变化时容易发病。细菌和病毒均可引起此病，在受凉热、劳累、烟酒过度、烟雾刺激等因素使全身或局部抵抗力下降时发病。

急性咽喉炎起病较急，初觉咽干、灼热、粗糙、微痛，继而咽痛加剧，吞咽时痛剧，放射到两耳及颈部，咽部有黏液附着，有发痒、咳嗽不适，全身症状较轻。重症者可有发热、畏寒、头痛、四肢酸痛、食欲不振、口渴、口臭、便秘等。咽部黏膜充血肿胀，色鲜红，有黏稠分泌物附着，重症者有颌下淋巴结肿大。

（1）宜吃清淡、易消化的流质或半流质，如米汤、藕粉羹、豆浆、蛋花汤、牛奶、面包、面条、面片汤、绿豆粥、赤小豆粥等。

（2）宜吃寒凉性、富含维生素C的新鲜蔬菜、水果，喝橘子水、梨汁、甘蔗汁。

（3）宜多喝水，适当的清凉饮料。

（4）宜多吃"天然抗生素"食物，如鱼腥草、蒲公英、败酱草、大青叶、芦根、茅根、板蓝根、平菇、马齿苋、包菜、萝卜、薏仁等。

（1）忌烟、酒。

（2）忌辛辣刺激性食物和调味品，如姜、花椒、辣椒、桂皮等。

（3）忌油腻、煎炸食物。

（4）忌含骨刺、粗纤维多的食物，以及坚硬不易消化的食物。

（5）忌咖啡、可可等兴奋性食物。

6　慢性咽喉炎

慢性咽喉炎为咽喉部黏膜、黏膜下及淋巴组织的弥漫性炎症，常为上呼吸道炎症的一部分。慢性咽喉炎病因有：急性咽喉炎反复发作，慢性鼻、口腔部炎症，烟酒、辛辣刺激物、有害气体的刺激。此外还有各种慢性病使咽部长期充血及教师、演员等用嗓多的职业因素。

慢性咽喉炎表现为各种不适感觉，如灼热、干燥、微痛、发痒、异物感、痰黏感，迫使以咳嗽清除分泌物，常在晨起用力咳嗽清除分泌物时，引起作呕不适。咳嗽清除分泌物后，症状缓解。上述症状因人而异，轻重不一，一般全身症状多不明显。

（1）饮食宜清淡、易消化的食物为主。烹调方法宜采用煮、炖、熬、蒸、溜、氽，忌用油煎、炸、烤、烧、爆炒等。

（2）宜吃清淡、稀软、容易消化的食物，如白米粥、米汤、挂面、馄饨皮、藕粉羹、面片等。

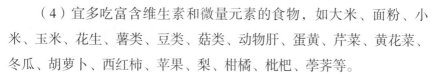

（3）宜多吃滋阴、清凉、生津、富含维生素C的新鲜蔬菜和水果，如西红柿、橘子、广柑、苹果、鸭梨、猕猴桃等。

（4）宜多吃富含维生素和微量元素的食物，如大米、面粉、小米、玉米、花生、薯类、豆类、菇类、动物肝、蛋黄、芹菜、黄花菜、冬瓜、胡萝卜、西红柿、苹果、梨、柑橘、枇杷、荸荠等。

（1）忌烟、酒。

（2）忌咖啡、可可、浓茶等兴奋性食物。

（3）忌花椒、辣椒、姜等辛辣刺激性食物和调味品。

（4）忌油腻、煎炸、鱼腥等食物。

（5）忌坚硬、粗糙、不易消化的食物。

7　龋齿

龋病是指牙体组织被腐蚀、软化，逐渐崩解，造成缺损的一种疾病。龋病是口腔科三大常见病之一，如治疗不当，可以引起牙髓炎、牙龈脓肿等并发症。其发病与细菌、食物高糖、唾液成分改变、牙齿排列及全身状况有关。

龋病发生于釉质层时，一般无自觉症状，进展到牙本质浅层，受酸、甜、冷、热刺激时可产生过敏症状，进展到牙本质深层时，上述刺激可引起明显的疼痛。釉质浅层龋时，窝沟为墨浸状，继续发展则呈黑色或黄褐色，崩解后，组织缺损形成空洞，有持续性疼痛。

（1）宜多食含氟量高的食物，如鱼、虾、海带、海草、紫菜、淡菜、海蜇、肉皮、蹄筋。

（2）宜多吃富含钙、磷、维生素A、维生素D的食物，如乳类、肝、蛋类、肉类、鱼、豆腐、绿色蔬菜、水果等。

（3）宜多饮茶。

（1）忌烟、酒。

（2）忌食过多酸、甜食物，忌吃过多零食。

（3）忌生冷、冰冻食品，如雪糕、冰冻饮料、冰冻水果等。

（4）忌坚硬难嚼食物，如坚硬的坚果、甘蔗、动物骨头。

（5）忌黏腻糯性食物，如糯米及其制品。

8 牙周炎

牙周炎主要是由局部因素引起的牙周支持组织的慢性炎症。牙周炎的常见病因为菌斑、牙石、创伤性咬合、食物嵌塞等。其常见症状有牙痛、牙龈出血、口臭、牙周袋、牙周溢脓、牙齿松动等。牙痛还是多种牙齿疾病和牙齿周围疾病的常见症状之一。

中医认为牙痛大多是风、火、虫所致，如风热侵袭、胃火上炎、风寒凝滞、虚火上炎，故有虚实之分，有以下4种常见类型：

风热牙痛。牙齿疼痛，遇热加重，遇冷减轻，牙龈红肿，兼有发热、恶寒、头痛、口渴。

胃火牙痛。牙齿痛剧，牙龈红肿较甚，或出脓渗血，肿连腮颊，兼有头痛、口渴、口臭、便秘。

风寒牙痛。牙齿微痛，遇冷痛增，受热痛减，恶风冷，小便清长。

虚火牙痛。牙齿隐痛，牙龈微红、微肿，牙齿稀疏、浮动，午后痛剧，兼有头晕、目眩、耳鸣、腰酸。

（1）宜饮食清淡，吃易消化的半流质饮食，如软饭、面条。

（2）实证牙痛者宜多吃具有清泻胃火作用的食物，如豆腐、黄瓜、丝瓜、冬瓜、芥菜、萝卜、茄子、粥、西瓜、苦瓜。

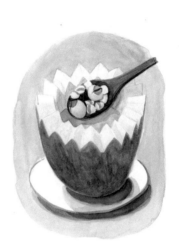

（3）虚火牙痛者宜多吃具有滋阴降火作用的食物，如甲鱼、龟、雪梨、银耳、百合等。

（1）忌辛辣刺激性食物和调味品，如花椒、辣椒、桂皮。

（2）忌肥腻、荤腥、过甜食物。

（3）忌酸涩、坚硬食物。

（4）忌煎炸、烧烤燥热性食物。

（5）忌烟、酒。

Chapter 6

常见
皮肤科疾病
的饮食宜忌

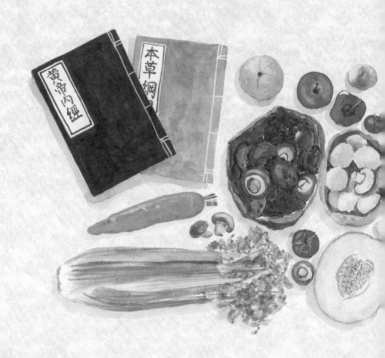

1　荨麻疹

荨麻疹俗称风疹块，是由于皮肤、黏膜小血管扩张及渗透性增加而出现的一种局限性水肿反应，通常在2～24小时内消退，但反复发生新的皮疹。病程迁延数日至数月。临床上较为常见。荨麻疹的主要表现为皮肤出现风团。通常先有皮肤瘙痒，随即出现风团，呈鲜红色或苍白色、皮肤色，少数患者有水肿性红斑。

荨麻疹的病因非常复杂，常见原因主要有：食物及食物添加剂，吸入物，感染，药物，物理因素如机械刺激、冷热、日光等，昆虫叮咬，精神因素和内分泌改变，遗传因素等。

约3/4的荨麻疹患者找不到病因，特别是慢性荨麻疹。国内以蟹等蛋白过敏居多，国外以花生、豆类花粉过敏居多。能够确定的过敏食物要忌口，不能确定过敏食物者以吃全素食为安全。实验室过敏原检测对临床治疗的指导性差，可以采用排除法确定过敏食物，并终身忌口。

（1）宜补充各种营养成分，如大米、面粉、小米、玉米、绿豆、猪肉、豆制品、蔬菜、水果等。

（2）宜吃植物油，少吃动物油。饮食宜细软易消化，保持营养均衡，合理补充微量元素和维生素，多吃新鲜的蔬菜、水果。

（3）宜吃能增加免疫力的食物，如苹果、梨、猕猴桃、火龙果、黄瓜、西兰花、菜花、西红柿、西瓜、豆类及豆制品、肉类、坚果、粗粮谷物、全麦食品、人参、黄芪、山药、杜仲、肉苁蓉等。

（4）宜吃富含维生素、微量元素的食物，如胡萝卜、薯类、菠菜、芹菜、黄花菜、西瓜、杏、糙米、赤小豆、黄豆、蚕豆、香菇、面粉、小米、玉米、绿豆、豇豆等。

忌

（1）忌烟、酒。

（2）忌辛辣刺激性食物和调味品，如辣椒、芥末等。

（3）忌过甜、过咸食物。

（4）忌虾、蟹、蛋类、牛奶、鱼等含有异种蛋白质的食物。

（5）忌肥腻生痰食物，如鸡蛋、肥肉。

（6）忌寒凉食物，如冰制食品、冰冻饮料、生冷寒凉性水果和蔬菜。

（7）忌吃引起人体过敏的食物。食物过敏强度依次为：虾、蟹、贝壳类、鱼、牛奶、蛋类、动物肉类、花生和黄豆等。

（8）忌咖啡、浓茶等兴奋性食物。

2　银屑病（牛皮癣）

　　银屑病俗称牛皮癣，是一种常见的具有特征性皮损的慢性易复发的炎症性皮肤病。初起为炎性红色丘疹，约粟粒至绿豆大小，以后逐渐扩大或融合成为棕红色斑块，边界清楚，周围有炎性红晕，基底浸润明显，表面覆盖多层干燥的灰白色或银白色鳞屑。轻轻刮除表面鳞屑，逐渐露出一层淡红色发亮的半透明薄膜，称为薄膜现象。再刮除薄膜，则出现小出血点，称为点状出血现象。白色鳞屑、发亮薄膜和点状出血是诊断银屑病的重要特征，称为三联征。

　　银屑病的病因尚未明了，目前研究认为与遗传、免疫、感染、环境、生活习惯等因素有关。研究发现受热、日晒、饮酒、服药及精神紧张是诱发银屑病的主要因素。可能诱发或加重银屑病的药物有β_1受体阻滞剂、非甾体抗炎药、锂盐、抗疟药、四环素、钙通道阻滞剂、二甲双胍、干扰素等。银屑病的防治原则是避免易致敏食物和外界刺激性因素。

宜

（1）饮食宜以素食为主，保持营养均衡，合理补充微量元素和维生素，多吃新鲜的蔬菜、水果及大米、小米、面粉、玉米、绿豆、豆制品等不含动物蛋白质的食物。

（2）宜吃平性和凉性食物，如粳米、黄豆、玉米、红薯、高粱、豌豆、芋头、胡萝卜、莲子、百合、花生、芝麻、葡萄、脐橙、莲雾、山竹、释迦、火龙果等。

（3）宜吃能增加免疫力的食物，如苹果、梨、猕猴桃、火龙果、黄瓜、西兰花、菜花、西红柿、西瓜、坚果、粗粮谷物、全麦食品、人参、黄芪、山药、杜仲等。

（4）宜吃富含维生素和微量元素的食物，如胡萝卜、薯类、菠菜、芹菜、黄花菜、西瓜、火龙果、山竹、莲雾、释迦、杏、赤小豆、绿豆、豇豆、黄豆、蚕豆、香菇、糙米、面粉、小米、玉米、水果等。

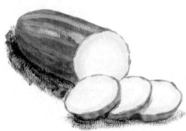

 忌

（1）忌烟、酒。

（2）忌辣椒、芥末、桂皮等辛辣刺激性食物和调味品。

（3）忌燥热提火性食物和湿热水果，如生姜、韭菜、大蒜、荔枝、榴莲、芒果、菠萝、核桃、红枣、公鸡等。

（4）忌过甜、过咸及肥腻食物，如鸡蛋、肥肉、牛肉、羊肉等。

（5）忌发物和机体易过敏的食物，如虾、蟹、蛋类、牛奶等含有异种蛋白质的食物。

（6）忌咖啡、浓茶等兴奋性食物。

3 慢性湿疹

慢性湿疹是由于复杂的内外因素激发而引起的一种皮肤炎症反应。慢性湿疹患者往往是过敏体质。慢性湿疹发病原因复杂，内外因素相互作用，内因有胃肠功能紊乱、精神紧张、神经功能障碍、内分泌失调、体内有感染病灶、肠道寄生虫等。外因有日光、风吹、寒冷、炎热、搔抓、摩擦及接触肥皂、化妆品等，此外动物皮毛、植物、化学物质等也可诱发。

慢性湿疹表现为自觉剧烈瘙痒，红斑、丘疹、丘疱疹或水疱密集成片，易渗出，境界不清，周围散在小丘疹、丘疱疹，常伴糜烂、结痂，如继发感染，可出现脓包或脓痂。慢性湿疹的防治原则是尽可能找到过敏原，避免各种外界刺激，避免易致敏和刺激性食物。

（1）饮食宜细软易消化，保证营养均衡，合理补充微量元素和维生素。多吃植物油，少吃动物油。

（2）宜多吃米面及新鲜的蔬菜、水果，如大米、面粉、小米、玉米、绿豆、猪肉、豆制品、蔬菜、水果等。

（3）宜吃能增强免疫力的食物，如苹果、梨、西兰花、菜花、西红柿、豆类及豆制品、坚果、粗粮谷物、全麦食品、人参、黄芪、山药、杜仲等。

（4）宜吃富含维生素和微量元素的食物，如胡萝卜、薯类、食用菌、菠菜、芹菜、黄花菜、西瓜、杏、赤小豆、黄豆、蚕豆、绿豆、豇豆、糙米、面粉、小米、玉米等。

（5）宜吃性凉滋阴类润燥食物，如白菜、梨、葡萄、火龙果、山竹、莲雾、释迦、银耳、百合、杏仁、西洋参等。

（1）忌烟、酒。

（2）忌咖啡、浓茶等提神兴奋食物。

（3）忌煎炸烧烤及辛辣刺激性食物和调味品，如辣椒、芥末、桂皮、咖喱、生姜、韭菜、大蒜等。

（4）忌热性壮阳大补的食物，如韭菜、羊肉、动物肾脏、公鸡、鸽蛋、鳝鱼、海虾、淡菜等。

（5）忌敏感的食物及发物，如虾、蟹、蛋类、牛奶、鱼等含有异种蛋白质的食物。

（6）忌燥热提火性食物和湿热水果，如荔枝、榴莲、芒果、菠萝、核桃、红枣等。

（7）忌吃引起人体过敏的食物，依次为虾、蟹、贝壳类、鱼、牛奶、蛋类及花生等。

4　痱子

在炎热潮湿的季节，过多的汗液使表皮细胞肿胀，将汗孔或汗腺导管堵塞，闭塞后汗液不断分泌，致汗管膨胀、破裂，汗液渗入邻近组织，潴留于皮内，便生痱子。不同部位的汗管的损伤和堵塞，在临床上产生不同形式的痱子。

汗液潴留于真皮内则发生红痱，就是常说的痱子，多发于炎热潮湿的季节，儿童最为常见。痱子表现为散发于脸、颈、胸上部或皮肤多褶缝处的红色斑丘疹，大如针尖或红晕成片，刺痒，遇热瘙痒更剧。新生儿则可见1～2毫米直径或更大的含清液的表浅疱疹，并不显红色，易破，无自觉症状，名为晶痱，俗称白痱。

痱子无须特殊治疗，衣服勤洗勤换，保持身体清洁干燥，室内通风凉爽，可以自行消退。饮食调理，可以收到很好的效果。有感染等合并症者，则须药物治疗。

（1）宜吃具有清热解毒、利尿消暑作用的食物，如绿豆、赤小豆、金银花、西瓜、豆皮、豆芽、香瓜、荸荠、橘子、甘蔗、杨梅、薏仁、扁豆、荷叶、海带、萝卜、冬瓜。

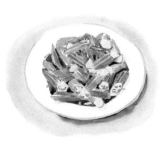

（2）宜多喝水、清凉饮料及水果汁、蔬菜汁。

（1）忌辛辣刺激性食物和调味品，如辣椒、花椒、生姜、桂皮等。

（2）忌酒、烟。

（3）忌煎炒、油炸等燥热性食物。

（4）忌公鸡、鹅肉、猪头肉、海腥类等发物。

5 痤疮

痤疮是一种毛囊与皮脂腺的慢性炎症性皮肤病，又名粉刺。痤疮好发于青春期男女，男性略多于女性，病程长久，经过缓慢，30岁以后病情逐渐减轻或自愈。痤疮的发病与雄激素分泌增多，刺激皮脂腺分泌、肥大；皮脂腺分泌增加、炎症反应；痤疮棒状杆菌等细菌感染及缺锌等微量元素有关。

痤疮特征性表现为脸面、上胸、背部的粉刺、丘疹和疱疹。初起时为粟粒或针孔大小的丘疹，毛囊口有栓塞，头黑体白半透明状，可挤压出。皮脂腺口完全闭塞后则形成丘疹，中央有黑头粉刺。若丘疹发生感染，则生出胞疮，周围可以形成囊肿，按压有波动感，顶部有黑头，挤压时可有血性或胶状分泌物排出。炎症较深时，形成淡红或紫红色结节，或隆起呈半球或圆锥形结节，可长久存在，亦能逐渐吸收。

宜

（1）饮食宜清淡、易消化，保证营养均衡，多吃富含维生素、微量元素的食物，如糙米、面粉、小米、玉米、薯类、豌豆、绿豆、豇豆、花生、胡萝卜、菠菜、芹菜、黄花菜、动物肝、蛋黄、牛奶、赤小豆、黄豆、蚕豆、香菇等。

（2）宜吃富含微量元素锌的食物，如肉类、蛋类、扁豆、杏、大白菜、茄子、白萝卜、黄豆、小米、玉米、小麦、马铃薯等。

（3）宜吃具有清肺热作用的食物，如鲜藕、梨、荸荠、甘蔗汁、火龙果、山竹、莲雾、释迦、西瓜、黄瓜、丝瓜、菊花、绿豆芽、赤小豆、茅根、芦根、小白菜、西红柿、茭白、苦瓜等。

（4）宜饮食清淡，多吃清热解毒的食物，如西瓜、冬瓜、萝卜、绿豆芽、菊花、黄瓜、丝瓜、鲜藕、荠菜、芹菜、海带、紫菜、茅根，多喝绿豆汤、金银花茶等清凉饮料。

忌

（1）忌烟、酒。

（2）忌含雄激素的热性食物，如羊肉、肥猪肉等肥甘厚味。

（3）忌虾、蟹、贝壳类、鹅肉、猪头肉等发物。

（4）忌辛辣刺激、燥热性食物和调味品，如辣椒、生姜、花椒、桂皮及油煎、烧烤食物。

（5）忌牛奶、奶油、牛油、巧克力等热量高及含糖量高的食物。

6　酒渣鼻

　　酒渣鼻是一种主要发生于面部中央的红斑和毛细血管扩张的慢性炎症性皮肤病。在皮脂溢出的基础上，患部血管舒缩神经功能失调，毛细血管长期扩张。毛囊虫及局部反复感染、嗜酒、吸烟、刺激性饮食、消化道功能紊乱、内分泌功能失调、精神因素、病灶感染、高温工作、日晒、寒冷、风吹等均可诱发和加重本病。

　　酒渣鼻与痤疮表现相似，区别是痤疮好发于脸面周边及胸背部，而酒渣鼻好发于面部中央口鼻部位，以鼻尖、鼻翼为主，其次为颊部、颏部、前额，常对称分布，多并发皮脂溢出。皮损表现为红斑、毛细血管扩张和有炎症的毛囊丘疹及脓疱等。酒渣鼻的病程缓慢，临床上可分为三期：红斑期、丘疹期、肥大期。

　　中医认为酒渣鼻多与肺胃积热，毒热蕴结，血热亢盛，气血瘀滞，肝郁气滞有关，或因嗜酒，或喜食肥甘厚味，助升胃火熏蒸颜面，而生红斑、丘疹、脓疱。再遇风寒外束、气血瘀滞，形成鼻赘。故中医治疗宜清肺胃之热，疏肝解郁，调节肝肾。局部外治可以用硫磺皂洗脸去油杀虫。

　　（1）宜吃清淡、滋阴、清凉、生津、易消化食物。常喝清润凉茶和汤水，如金银花凉茶、青菜粒粥、银耳雪梨枸杞糖水、葛根粉羹、绿豆汤等，以及各种鲜榨水果及蔬菜汁，如萝卜汁、芹菜汁、西瓜汁、甘蔗汁、藕汁等。

　　（2）宜吃具有清热解毒作用的食物，如萝卜、桑葚、蒲公英、苦瓜、冬瓜、丝瓜、魔芋、食用菌、牛蒡、葛根、土茯苓、板蓝根、百合、猫爪草、薏仁、牡蛎、坚果、芋头、慈姑、西瓜、罗汉果等。

　　（3）宜吃具有清肺热作用的食物，如蒲公英、败酱草、鱼腥草、大青叶、芦根、茅根、板蓝根、薏仁、平菇、马齿苋、包菜、萝卜等。

（4）宜吃具有甘润作用的食物，如无花果、茄子、核桃、绿豆、赤小豆、乌梅、西瓜、黄瓜、南瓜、芦笋、莴笋、柠檬、山楂、山竹、火龙果、西洋参等。

（5）宜吃有凉血散结功效的食物，如海带、紫菜、龙须菜、胡萝卜、荸荠、白萝卜、西红柿、藕、杏仁、梨、柑橘、柠檬、火龙果、山竹、莲雾、释迦、山楂等。

（6）宜吃具有清肝泄热、滋阴潜阳作用的食物，如苦丁茶、黄花菜、苦瓜、枸杞叶、芥菜、茵陈、鸡骨草等。

忌

（1）忌烟、酒。

（2）忌咖啡、浓茶、可可等兴奋性食物。

（3）忌辛辣刺激性食物和调味品，如辣椒、咖喱、芥末、花椒、桂皮等。

（4）忌烧烤、煎炒、油炸燥热坚硬食物。

（5）忌烟熏、腌制、酸渍食物，如加工肉、烟熏肉、咸鱼、咸菜、腌肉、腌鱼、酸菜、酸笋等。

（6）忌发霉的食物，如霉变豆制品、霉变粮食及其制品，以及腐败变质食品。

（7）忌性温燥热、生热助火和大补的食品、药品，如羊肉、红参、蜂王浆等。

7　黄褐斑

黄褐斑是一种以面部发生黄褐色斑片为特征的皮肤病，多发于妊娠期妇女、肝病患者，故又名妊娠斑、肝斑，又因其形状常似蝴蝶，也称为蝴蝶斑。此病好发于青壮年，女性居多，妊娠3～5个月的妇女尤为多见。此病的发病与内分泌紊乱、服用某些药物、肝病等慢性疾病有关。

黄褐斑表现为淡褐色、深褐色或黑褐色斑片，境界清楚、边缘不整，形状如地图或蝴蝶，对称分布于额、眉、颊、鼻、上唇等处，亦能使整个面部累及，斑表面光滑、无鳞屑、无分泌物，患者无自觉症状。

（1）宜饮食清淡，以保证营养均衡，多吃富含维生素的食物，如芹菜、菠菜、黄花菜、黑木耳、藕、苹果、梨、瓜类等。

（2）宜吃富含胶原蛋白的食物，具有保湿、增加皮肤弹性等作用，有较好的美容效果，如猪皮、鱼皮、鱼汤、脆骨、猪蹄、牛筋等。

（3）宜吃富含维生素A、维生素C和维生素E的食物，如丝瓜、黄瓜、西红柿、胡萝卜、橙子、绿叶蔬菜、芝麻油、禽蛋等。

（1）忌烟、酒。

（2）忌辛辣刺激性食物和调味品，如辣椒、花椒、桂皮。

（3）忌公鸡、鹅肉等发物。

（4）忌油腻、黏滞、酸涩、寒凉的食物。

常见皮肤科疾病的饮食宜忌

8　白癜风

　　白癜风是一种以皮肤上出现后天性色素脱失，形成白斑为特征的疾病。白斑可以发生于人体的任何部位，但以手背、腕、前臂、面部、颈、生殖器附近为多，病变部位色素脱失处呈乳白色，掌跖及黏膜很少累及。白斑面积可大可小，小如点状，大者可遍及全身。多有边缘色素沉着、境界清楚、表面光滑、无鳞屑、不觉痛痒。白癜风白斑为后天发生，常无明显原因，经过缓慢，如不治疗，白斑逐步扩大。

　　中医认为白癜风有虚有实，因虚而致病者，多为肝肾不足，可有家族史，白斑局限而不扩展，斑内毛发变白。因实而致病者常为经络阻滞，病程长久，病变局限，边缘有色素沉着，境界清楚，白斑中心可有色素岛。

　　（1）宜吃河蚌、毛蚶、猪肝、猪肉、芝麻、菠菜、黄豆、扁豆、土豆、软体动物、牛奶、可可、茶、核桃。

　　（2）宜吃对治疗白癜风具有辅助作用的黑色食物，如黑木耳、海带、海参、芹菜、茄子、苋菜、黑豆、黑米、黑加仑子。

（1）忌吃富含维生素C的食物，如柚子、橘子、广柑、猕猴桃、山楂、柠檬等。因为维生素C会加快黑色素的脱失，加重白癜风的病情。

（2）忌烟、酒。

（3）忌一切辛辣刺激燥热食物，如辣椒、咖喱、芥末、桂皮等。

（4）忌咖啡、可可、浓茶等兴奋性食物。

9　玫瑰糠疹

　　玫瑰糠疹是一种以好发于躯干、四肢近端，疹色紫红、略起白屑为特征的皮肤病，由于其皮损多呈玫瑰色，其上鳞屑如糠似秕，故称为玫瑰糠疹。此病为常见病，春秋两季多见，青壮年居多，可反复发作。

　　玫瑰糠疹初起时常在躯干或四肢近端有一个或数个母斑。1～2周后，可于躯干及四肢近端对称出现成秕子斑，形态与母斑相似，但略小。皮损较大，中心色淡、平坦。皮损多发于颈、躯干及四肢近端，头面、掌跖部很少累及。一般不觉瘙痒或仅有微痒，少数有剧痒。

　　（1）宜饮食清淡，多吃具有生津养阴作用的食物，如鲜藕、梨、荸荠、火龙果、山竹、莲雾、释迦、甘蔗汁、西瓜、黄瓜、丝瓜、菊花、绿豆芽、赤小豆、芦根、小白菜、西红柿、茭白、苦瓜等。

　　（2）宜多吃具有清热解毒作用的食物，如西瓜、冬瓜、萝卜、绿豆芽、菊花、黄瓜、丝瓜、鲜藕、荠菜、芹菜、海带、紫菜、茅根，喝绿豆汤、金银花茶等清凉饮料。

　　（3）宜多吃富含维生素、微量元素的食物，如胡萝卜、薯类、菠菜、芹菜、黄花菜、西瓜、杏、肝、蛋黄、牛奶、赤小豆、黄豆、蚕豆、香菇、糙米、面粉、小米、玉米、豌豆、绿豆、豇豆、花生等。

　　（4）宜吃具有增强免疫力、抗病毒作用的食物，如苹果、梨、猕猴桃、火龙果、西兰花、菜花、西红柿、豆类及豆制品、银耳、百合、大青叶、板蓝根、肉类、坚果等。

忌

（1）忌辛辣刺激性食物和调味品，如姜、桂皮、花椒、辣椒等。

（2）忌油腻厚味食物及甜食。

（3）忌烟、酒。

（4）忌咖啡、可可等兴奋性食物。

10　带状疱疹

带状疱疹是一种常见的病毒性皮肤病，由疱疹病毒引起。当机体患发热性疾病、病灶感染，或因妊娠、过度疲劳等原因抵抗力下降时，体内潜伏的病毒便会感染人体而发病。

带状疱疹的特点为单侧发疹，沿周围神经分布区排列，呈带状，多数水疱簇集成群，伴有神经痛。发疹前有轻度发热、倦怠、食欲不振，将要发疹的部位出现痒感，感觉过敏、灼热及疼痛，1～3日局部出现红斑，继之出现簇集性粟粒至绿豆大小的丘疱疹，迅速变为水泡，水泡破裂，干燥结痂。皮疹多发于身体一侧，一般不超过体表正中线，常见于胸部，沿所属周围神经分布，伴有剧烈疼痛。

宜

（1）宜饮食清淡，多吃清热解毒食物，如西瓜、冬瓜、绿豆芽、菊花、黄瓜、丝瓜、鲜藕、荠菜、芹菜，多喝绿豆汤、金银花茶等清凉饮料，以利毒素排出。

（2）宜多吃富含维生素、微量元素的食物，如胡萝卜、薯类、菠菜、芹菜、黄花菜、西瓜、杏、蛋黄、赤小豆、黄豆、蚕

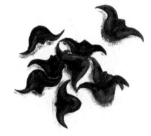

豆、香菇、糙米、面粉、小米、玉米、豌豆、绿豆、豇豆、花生等。

（3）宜吃具有止痛、消疹作用的食物，如黑豆、海带、芋头、桑葚、核桃、荸荠、火龙果、山竹、莲雾、释迦、藕、白果、白及、猫爪草、土茯苓、猪肝、瘦肉等。

（4）宜吃能增强免疫力、抗病毒的清补的食物，如苹果、梨、西兰花、菜花、西红柿、西瓜、豆类及豆制品、银耳、百合、大青叶、板蓝根、肉类、坚果、粗粮谷物、全麦食品等。

（1）忌烟、酒。

（2）忌咖啡、可可等兴奋性食物。

（3）忌姜、花椒、辣椒等刺激性食物和调味品。

（4）忌虾、蟹、猪头肉、鹅肉、公鸡、羊肉等发物。

（5）忌煎炒炸烤等油腻、燥热食物。

11　疥疮

疥疮是由疥虫引起的皮肤病，疥虫属螨类，又叫疥螨。疥虫繁殖能力强，接触传染性大，与患者握手，同卧，共用被褥、毛巾、衣物，均可被传染。疥虫钻入皮肤的角质皮层，白天静伏不动，夜间在温暖环境下开始活动，刺激皮肤而致痒。

疥虫常栖息于皮肤柔嫩而较薄处，因此皮疹常发于指间、手腕、肘部屈侧、腋窝、乳房下、腹部、脐周、阴部、大腿内侧，严重者遍及全身。皮疹奇痒，夜间尤甚，因搔抓可引起血痂，或继发感染而发生脓疮、毛囊炎、疖肿。血痂脱落后遗留色素沉着。

中医学早在1500年前对疥疮就有所认识，并用硫磺、雄黄等药治疗。硫磺至今仍然是治疗疥疮的主要药物之一。

（1）宜吃清淡、寒凉、清热解毒的食物，如西瓜、冬瓜、马齿苋、萝卜、苦瓜、丝瓜、绿豆、赤小豆、百合、菊花、芹菜等。

（2）宜多饮清凉饮料。

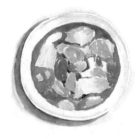

（1）忌烟、酒。

（2）忌辛辣刺激性食物和调味品，如姜、花椒、辣椒、桂皮等。

（3）忌虾、蟹、鸡头肉、鹅肉、猪头肉等发物。

（4）忌浓茶、咖啡、可可等兴奋性食物。

12　冻疮

冻疮是由寒冷引起的局限性红斑水肿性皮损，冬季最为常见，气候转暖后可自愈，再值冬季又可复发。儿童，妇女，久坐不动、周围血液循环不良者易患此病。

冻疮的主要致病因素为寒冷潮湿气候，寒冷刺激致使受冻部位皮下小动脉收缩，持续过久则血管麻痹扩张、静脉瘀血，局部血液循环不良，导致发病。此外，自主神经功能紊乱、肢端血循环障碍、营养不良、贫血、内分泌紊乱、慢性中毒、局部感染、鞋袜过紧、缺乏运动和遗传体质等均与此病有关。

冻疮在临床上以手指、手背、足趾、足背、足跟、耳廓、鼻部、面颊等肢体末梢和暴露部位为著，表现为局限的暗紫红色隆起，多为圆形、境界不清、质软，受冻久后，可产生水疱、大疱。早期自觉病损部位麻木、剧痒，尤其在受热后更甚，出现糜烂、溃疡时有疼痛感。

（1）宜吃具有温热、活血、通络作用的食物。

（2）宜吃高热量、高蛋白质、富含维生素的温补之品，如猪肉、羊肉、牛肉及绿叶蔬菜、五谷杂粮、奶类、蛋类、动物内脏、鱼、虾、豆制品。

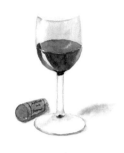

（3）宜吃少量的温热性调料，如肉桂、茴香、花椒、肉豆蔻、生姜、辣椒等。

（1）忌寒凉性食物，如生冷果品，寒凉性蔬菜、冰冻饮料等。

（2）忌烟。

（3）忌冷冻、受凉，忌热烤起烫。

13　秃发

秃发包括斑秃、全秃、早秃和老秃。

斑秃为圆形或椭圆形局部头发脱落，发病突然，一般只局限一片，但也可见数片。秃发边缘整齐，患处皮肤正常，患者无特殊不适。

全秃常继发于斑秃，在短期内头发全部脱光，有时可自行复原，复原后又可脱落，患处皮肤正常，患者无特殊不适。

早秃多见于男性，一般在青年或成年时期开始脱发，头发从前额向颅顶逐渐脱落、稀疏，但并不脱光，患者多有家族史。

老秃于50～60岁时毛发逐渐脱落，多从头顶开始向后枕部蔓延，头皮、毛囊均有萎缩现象。

宜

（1）宜补充植物蛋白，多吃黄豆、黑芝麻、玉米等食品。

（2）宜补充铁质，多吃黄豆、黑豆、蛋类、禽类、带鱼、虾、熟花生、菠菜、鲤鱼、香蕉、胡萝卜、马铃薯。

（3）宜吃碱性食物，如新鲜蔬菜和水果。

（4）宜吃含碘量高的食物，如海带、紫菜、牡蛎。

（5）宜吃富含维生素E的食物，如卷心菜、鲜莴苣、黑芝麻等。

忌

（1）忌烟、酒。

（2）忌辛辣刺激性食物和调味品，如姜、花椒、辣椒、桂皮等。

（3）忌肥腻、燥热食物，如肥肉、油炸食品。

（4）忌过食糖和脂肪丰富的食物，如动物肝、肉类、洋葱等食物。

14　皮肤粗糙

皮肤粗糙是由多种原因引起的一组症候。引起皮肤粗糙最常见的原因为维生素A、B族维生素缺乏。

维生素A缺乏常见症状为皮肤干燥、脱屑、皲裂等，但最明显的是皮肤角化症，其表现为常在四肢伸侧、躯干见暗褐色或暗红色毛孔角化的丘疹，绿豆大小，无炎症反应，对称，无自觉症状。角化丘疹密集时，犹如癞蛤蟆的皮，故又称为蟾皮病。

烟酸缺乏导致的皮肤粗糙又称糙皮病，是一种红斑性损害，发生在暴露于日光的部位，开始为弥漫性淡红色斑片，渐渐成为红色与暗红色皮疹，边缘清楚，中央部位红斑渐成暗红，干枯脱屑，呈粗糙苔藓样病变，可有瘙痒，暴露于日光后可有急性潮红，肿胀改变，长久存在则成慢性炎症改变。

（1）宜吃富含蛋白质的食物，如豆类、鸡蛋、牛奶、肉类、猪皮、面食等。

（2）宜吃富含维生素和微量元素的食物，如胡萝卜、薯类、菠菜、芹菜、黄花菜、西瓜、杏、鱿鱼、蛋黄、赤小豆、蚕豆、香菇、牛奶、糙米、面粉、小米、玉米、豌豆、绿豆、豇豆、花生、动物肝等。

（3）宜吃植物油，少吃动物油，合理补充无机盐、微量元素。

（4）宜吃具有润肤、美容作用的食物，如芝麻、黄豆、核桃、枣、蜂蜜、花生、桂圆等。

（1）忌烟、酒。

（2）忌辛辣刺激性食物和调味品，如姜、辣椒等。

（3）忌致敏性食物，如虾、蟹等。

（4）忌浓茶、咖啡、可可等兴奋性食物。

常见皮肤科疾病的饮食宜忌

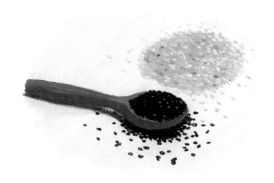

Chapter 7

常见
肿瘤
的饮食宜忌

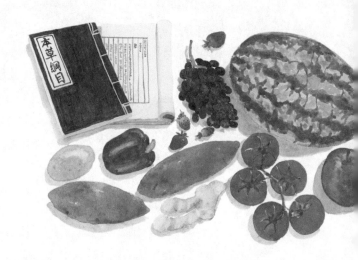

1 眼部肿瘤

眼眶、眼睑、眼球表面、眼球内均可发生肿瘤。眼眶肿瘤有：泪腺肿瘤、眼眶血管瘤、瘤样淋巴组织增生（假性淋巴瘤、慢性肉芽肿、炎性假瘤）。眼睑肿瘤有：基底细胞癌、睑板腺癌、鳞状细胞癌。眼球表面肿瘤：鳞状细胞癌、黑色素瘤。眼球内肿瘤：葡萄膜黑色素瘤、视网膜母细胞瘤。

眼部恶性黑色素瘤是恶性程度最高的一种肿瘤，也是成年人眼部最常见的恶性瘤之一，多发于脉络膜，也见于眼睑、结膜、虹膜、睫状体，发生于不同部位则会有不同的表现，如刺激症状、眼胀痛、头痛、调节障碍、屈光不正、视野缺损、视力障碍等。

（1）宜吃具有抗眼部肿瘤作用的食物，如胡萝卜、桑葚、蒲公英、苦瓜、魔芋、食用菌、牛蒡、葛根、百合、猫爪草、薏仁、牡蛎、坚果。

（2）宜吃具有明目消炎作用的食物，如菊花、荠菜、藕、螺蛳、海鳗。

（3）宜吃富含维生素A的食物，如动物肝、田螺、牡蛎、菠菜、茼蒿、芹菜、红薯、芒果、枸杞等。

（4）宜吃富含维生素B的食物，如鸡蛋、鳝鱼、螃蟹、叶菜类蔬菜、黄豆、乳类、豆瓣酱、黑木耳等。

（5）宜吃富含维生素C的食物，如鲜枣、柚子、柑橘、猕猴桃、苋菜、苦瓜、番石榴、山楂、柠檬、豆类、马铃薯等新鲜蔬菜、水果等。

（6）宜吃具有减轻放疗、化疗不良反应作用的食物，如荠菜、芦笋、

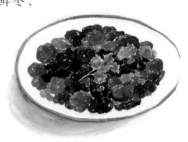

芦根、茅根、甘蔗、猕猴桃、梅子、绿豆芽、丝瓜、薏仁、鳗鱼、鲤鱼、青鱼、带鱼、田螺等。

（1）忌烟、酒。

（2）忌燥热刺激性食物和调味品，如姜、辣椒、花椒、桂皮等。

（3）忌发霉、烧焦的食物。

（4）忌油腻、煎炒、烧烤、烟熏等热性食物，如羊肉、火腿、熏肉、肥肉等。

（5）忌咖啡、可可等兴奋性食物。

2　耳廓肿瘤

　　耳部肿瘤指耳廓癌、外耳道及中耳癌。耳廓癌属皮肤癌范畴，常发生于耳轮或耳廓背后。外耳道与中耳相邻，一旦发生癌肿，二者均将受累，由于原发部位常难断定，故统称为外耳道及中耳癌。外耳道及中耳癌绝大部分为鳞状细胞癌，腺癌及肉瘤极少，其发病与乳头状瘤恶变、慢性中耳炎、长期耳漏有关。

　　耳部肿瘤在临床上的表现，早期症状有：耳漏液，水样或血性，有臭味；耳痛、听力减退或耳鸣。晚期症状有：面神经麻痹，是因肿瘤侵及面神经；眩晕、恶心、呕吐、眼球震颤为癌瘤侵及内耳；颅神经受累，牙关紧闭及颈部淋巴结转移。

　　（1）宜吃具有防治耳部肿瘤作用的食物，如核桃、桃仁、苦瓜、魔芋、食用菌、牛蒡、葛根、百合、猫爪草、薏仁、牡蛎、坚果、芝麻、文蛤、田螺、海胆等。

（2）宜吃具有止痛排脓作用的食物，如鱼腥草、薏仁、西红柿、莴苣、黄鱼、鲮鱼、空心菜等。

（3）宜吃具有防治面瘫作用的食物，如鳝鱼、乌骨鸡、豆豉、桃仁、鳗鱼等。

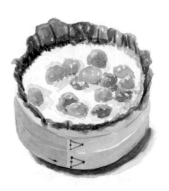

（4）宜吃具有减轻化疗、放疗不良反应作用的食物，如芦笋、荠菜、核桃、小麦等。

忌

（1）忌烟、酒。

（2）忌辣椒等刺激性食物。

（3）忌霉变、烧焦的食物。

（4）忌羊肉、火腿、熏肉，以及油腻、煎炒、烟熏、燥热性食物。

（5）忌咖啡、可可等兴奋性食物。

3　鼻腔与副鼻窦肿瘤

鼻腔与副鼻窦肿瘤中，发生于上颌窦者最多，占75%以上，其次为鼻腔。恶性肿瘤中以鳞状细胞癌最多，占90%以上，此外还有腺癌、恶性黑色素瘤、淋巴上皮癌、腺样囊性癌及淋巴肉瘤。

鼻腔癌主要表现有鼻塞、脓性分泌物或血性分泌物、疼痛、副鼻窦炎、压迫鼻泪管、流泪或泪囊炎。

上颌窦癌的症状有颌面部肿胀、牙痛、鼻塞、龈腭部肿胀、眼球突出、面部知觉异常、流泪、偏头痛。继发症状有鼻出血、不同程度的开口困难、牙齿松动或脱落、偏头痛、牙痛、眶下皮肤知觉减退，晚期眼眶严重受累、眼球运动受限、视力障碍、听力减退。局部扩展向上使眼球外突及移位，向后开口困难，向下可压迫神经，引起牙痛。

（1）宜吃具有抗鼻腔肿瘤作用的食物，如葫芦、蓟菜、羊肺、杨梅、香菜、文蛤、苦瓜、魔芋、食用菌、牛蒡、葛根、百合、猫爪草、薏仁、牡蛎、坚果。

（2）宜吃具有消炎止痛作用的食物，如荞麦、菊花、空心菜、鲤鱼、苦瓜、虾、绿豆、百合、田螺。

（3）宜吃具有止血作用的食物，如荠菜、芹菜、柿子、乌梅、花生、葡萄、藕、芦根、茅根、鱼鳔、阿胶等。

（4）宜多吃"天然抗生素"食物，如鱼腥草、蒲公英、败酱草、大青叶、芦根、茅根、南瓜子、板蓝根、平菇、马齿苋、包菜、萝卜、薏仁等。

（5）宜吃松软易消化的食物，各种羹汤粥面，如萝卜羹、挂面汤、瘦肉粥、青菜粒粥、银耳冰糖粥、藕粉羹、葛根粉羹、绿豆汤等，各种鲜榨水果及蔬菜汁，如萝卜汁、西瓜汁、甘蔗汁、藕汁等。

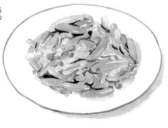

（1）忌烟、酒。

（2）忌辛辣刺激性食物和调味品，如姜、辣椒。

（3）忌霉变、烧焦食物，如霉花生、霉黄豆、熏肉等。

（4）忌羊肉及油腻、煎炸、烟熏等燥热性食物。

（5）忌咖啡、可可等兴奋性食物。

4　口腔恶性肿瘤

口腔恶性肿瘤包括唇、舌、龈、口底、颊及腭部肿瘤。

唇癌：发病率在口腔肿瘤中居第3位，大多为鳞状细胞癌。开始在下唇的唇红缘部出现角化或糜烂，然后形成肿块。

舌癌：初始局部变厚，成为糜烂硬结，继发感染后，口臭、剧痛，舌运动障碍、固定。晚期淋巴转移。

龈癌：口腔肿瘤中最为常见，多发生于磨牙区，易累及牙槽突，使牙齿松动或脱落；晚期可侵入上颌窦、下颌骨、淋巴转移。

上底癌：多为鳞状细胞癌，分裂隙型与浅溃疡型。向口底深处及舌下面扩展，引起舌运动障碍、唾液增多、放射性牙痛。

颌骨肿瘤：分为骨肉瘤和淋巴肉瘤。其表现为颌骨肿胀、疼痛、牙齿松脱、压迫和转移症状。

颊部癌：常继发于白斑。分为外实型、溃疡型、疣型。其表现为疼痛、牙关紧闭，有转移。

腭部肿瘤：鳞状细胞癌。

（1）宜吃各种羹汤粥面，如萝卜羹、挂面汤、瘦肉粥、青菜粒粥、银耳冰糖粥、藕粉羹、葛根粉羹、绿豆汤等，各种鲜榨水果及蔬菜汁，如萝卜汁、西瓜汁、甘蔗汁、藕汁等。

（2）宜吃具有抗口腔癌作用的食物，水产如甲鱼、带鱼、黄鱼、海蜇、海带、紫菜、海参、海藻，各类黄豆制品如豆浆、豆腐，新鲜蔬菜如茄子、藕、西红柿，水果如猕猴桃、苹果、梨、山楂、柠檬，坚果如杏仁、榛子、松子、核桃等。

（3）宜吃具有抗舌癌作用的食物，如芦笋、豆豉、蔷薇花、槐花、蓟菜、茄子、鸡内金、田螺、绿豆。

（4）宜吃具有抗唇癌作用的食物，如桃仁、猪胰腺、甲鱼、无花果、梅子、苦菜、百合。

（5）宜吃具有抗龈、腭、颊癌作用的食物，如田螺、海蜇、芥菜、丝瓜、牛蒡、蓟菜、野菜。

（6）宜吃具有止血、抗溃疡作用的食物，如茄子、丝瓜、香蕉、鸭蛋、芥菜、桃仁、醋、荸荠、海蜇、青鱼、沙丁鱼等。

（7）宜吃可防治化疗、放疗不良反应的食物，如芦笋、玫瑰花、猕猴桃、鲩鱼、芦根等。

忌

（1）忌烟、酒。

（2）忌咖啡、可可等兴奋性食物。

（3）忌花椒、辣椒、咖喱、桂皮等刺激性食物。

（4）忌加烟草或不加烟草的槟榔咀嚼物和槟榔果，咀嚼槟榔是舌癌发病的主要原因。

（5）忌生硬、多刺、黏滞难嚼、不易消化等损伤黏膜的食物。

（6）忌过烫的水和食物。

（7）忌烟熏鱼肉、发霉食物，如霉变豆制品、霉变粮食及其制品。

（8）忌腌制食物，如咸鱼、咸菜、腌肉、腌鱼，以及腐败变质食品。

（9）忌加工肉及油腻、油煎、油炸的食物。

5　唾腺肿瘤

唾腺恶性肿瘤多发于腮腺，次为颌下腺，以舌下腺为最少。唾腺肿瘤包括黏液表皮癌、腺样囊性癌、腺泡细胞癌、恶性混合瘤、鳞状细胞癌及腺癌等。

唾腺恶性肿瘤常无典型恶性表现，病期较长、生长慢。肿瘤多数较硬，固定、疼痛、有时破溃，有不同程度神经受累，如腮腺癌可累及面神经，引起面瘫。颌下腺癌可累及舌下或舌神经，引起患侧舌肌萎缩，伸舌时舌肌偏向患侧，患侧舌味觉消失。

腮腺肿瘤多以耳垂为中心，缓慢生长，呈结节状，硬度不一，疼痛，麻木，张口困难。

颌下腺肿瘤生于颌下三角区内，以混合瘤为多，增长较快，有疼痛，硬而固定，界限不清，有张口困难，面神经瘫痪。

舌下腺肿瘤质地较硬，不活动，表面光滑，可有浅表溃疡，可发生溃破，严重的可有腭穿孔。

宜

（1）宜吃具有抗唾腺肿瘤作用的食物，如文蛤、海蜇、黄鱼、藕、芦笋、空心菜、芋头、无花果、甜瓜、猕猴桃、杏仁、乌梅、核桃、魔芋等。

（2）宜吃具有止痛、抗溃疡作用的食物，如海带、青鱼、黄瓜、牛蒡、无花果、乌梅、菱角、藕。

（3）宜吃具有增强体质、提高免疫机能作用的食物，如扁豆、绿豆、小麦、茅根、芦根、杏仁、蓟菜、百合、香菇、木耳、荠菜、猕猴桃、山楂、鲟鱼、鲐鱼、银鱼、海参、鱼翅。

（4）宜吃松软、易消化的食物，以各种羹汤粥面为主食，如萝卜羹、挂面汤、瘦肉粥、青菜粒粥、银耳冰糖粥、藕粉羹、葛根粉羹、绿豆汤等，辅以各种鲜榨水果及蔬菜汁，如萝卜汁、西瓜汁、甘蔗汁、藕汁等。

（5）因食欲较差而进食不足者和老年人，可用天然香料调味以增加食欲；可通过营养强化食品、特殊医学用途配方食品或营养素补充剂，适量补充蛋白质、维生素及微量元素。

忌

（1）忌烟、酒。

（2）忌咖喱、桂皮等刺激性食物。

（3）忌霉变、烧焦食物。

（4）忌油腻、油煎、烟熏食物。

（5）忌生硬、坚固、难咀嚼食物。

（6）忌咖啡等兴奋性食物。

6　鼻咽癌

　　鼻咽癌是鼻咽部黏膜上皮发生的恶性肿瘤，大多数为鳞状细胞癌。外观可呈结节型、菜花型、黏膜下型、浸润型及溃疡型五种。

　　鼻咽癌早期一般无症状，极少数患者会有耳鸣和涕中带血等症状，但发展快，短时期内可发展到晚期。鼻咽癌晚期症状表现为涕或痰中带血、鼻塞、耳鸣、耳闭、听力下降、颈淋巴结肿大、头痛、脑神经受压迫、面部麻木、复视、眼睑下垂、眼球运动障碍或固定、失明、软腭麻痹、吞咽困难、伸舌偏斜。远处可转移到肺、肝、骨骼等处，并出现相应症状。

　　鼻咽癌的治疗以放疗为主。放疗后患者多阴虚内热伤津，喜清凉怕燥热，日常饮食应以清淡为主调，避免"上火"。烹调方法采用煮、炖、熬、蒸、溜、汆，忌用油煎、炸、烤、烧、爆炒等。患者饮食既要清淡甘润，又不宜过于寒凉，伤了脾胃。

宜

　　（1）宜吃清淡、易消化、营养丰富的食物，如牛奶、酸奶、豆浆、豆腐、蛋类、海鱼、河鱼、猪肉、动物血、猪肝、海参，以及新鲜水果、青菜等。做成粥、羹、汤、汁，更有利于吞咽，有利于身体吸收。

（2）宜吃新鲜蔬菜水果，常喝清润凉茶。患者在接受放疗后咽干，吞咽不利，应以粥、羹、汤、汁等流质半流质为主食，如金银花凉茶、冬瓜瘦肉汤、海带萝卜排骨汤、苦瓜绿豆排骨汤、土茯苓瘦肉汤、五指毛桃猪胰汤、茵陈杏仁猪肺汤、青菜粒粥、银耳雪梨枸杞糖水、葛根粉羹、绿豆汤等，以及各种鲜榨水果及蔬菜汁，如萝卜汁、芹菜汁、西瓜汁、甘蔗汁、藕汁等。

（3）宜吃具有抗鼻咽癌作用的食物，如芦笋、卷心菜、菜花、芹菜、茄子、荠菜、黄花菜、西红柿、黄瓜、苦瓜、萝卜、胡萝卜、食用菌、慈姑、马齿苋、橘子、香蕉、苹果、杏、猕猴桃、草莓、西瓜、山楂、牛蒡、葛根、土茯苓、板蓝根、百合、猫爪草、薏仁、罗汉果、坚果等。

（4）宜吃具有抗鼻咽感染和抗病毒作用的食物，如蒲公英、败酱草、鱼腥草、大青叶、芦根、茅根、板蓝根、薏仁、慈姑等菇类、马齿苋、包菜、萝卜等。

（5）宜吃具有消炎杀菌、清咽生津作用的食物，如乌梅、广柑、香橼、菠萝、青梅、菱角、荸荠、梨、茄子、核桃、绿豆、赤小豆、西瓜、黄瓜、南瓜、芦笋、莴笋、山楂、山竹、火龙果、西洋参等。

（6）宜吃有清热解毒、化痰散结功效的食物，如海带、紫菜、龙须菜、胡萝卜、荸荠、萝卜、西红柿、藕、杏仁、梨、柑橘、火龙果、山竹、莲雾、释迦、柠檬等。

（7）宜吃具有清肝泄热、滋阴潜阳作用的食物，如金银花、菊花、苦丁茶、黄花菜、苦瓜、枸杞叶、苦菜、芥菜等。

（8）因食欲较差而进食不足者和老年人可通过营养强化食品、特殊医学用途配方食品或营养素补充剂，适量补充蛋白质、维生素及微量元素。

忌

（1）忌烟、酒。

（2）忌咖啡、浓茶、可可等兴奋性食物。

（3）忌辛辣刺激性食品和重口味调味品，如辣椒、咖喱、芥末、花椒、桂皮等。

（4）忌烧烤、煎炒、油炸、燥热、坚硬食品。

（5）忌烟熏、腌制、酸渍食物，如加工肉、烟熏肉、咸鱼、咸菜、腌肉、腌鱼、酸菜、酸笋等。

（6）忌发霉的食物，如霉变豆制品、霉变粮食及其制品，以及腐败变质食品。

（7）忌性温燥热、生热助火和大补的食品、药品，如羊肉、红参、蜂王浆等。

7　喉咽癌

喉咽癌包括咽后壁、梨状窦、环状软骨后及会厌皱襞等部位的癌症，病理检查大多为鳞状细胞癌。喉咽癌的发病率占头颈部恶性肿瘤的第一、二位，以50～60岁多见。喉咽癌的发病与烟酒、口腔疾病慢性刺激有关。早期表现为吞咽时疼痛，逐渐发展为吞咽困难。肿瘤侵犯声室或因水肿导致发音功能障碍，出现声嘶。因咽下组织水肿或僵硬固定，食物容易误入气管，而引起呛咳。甲状软骨受肿瘤及水肿组织的压迫、推挤，其两翼被推开，使甲状软骨增宽。坏死组织或食物误入呼吸道，可引起吸入性肺炎。晚期可发生颈部淋巴结转移及远处纵隔、肺、肝、骨髓等转移。

宜

（1）宜吃具有抗喉咽癌作用的食物，如胡萝卜、苦瓜、魔芋、芋头、慈姑、马齿苋、罗汉果、杨梅、苦菜、芦笋、食用菌、坚果、牛蒡、葛根、土茯苓、板蓝根、桑葚、蒲公英、百合、猫爪草、薏仁、牡蛎、带鱼等。

（2）宜吃具有抗咽喉部感染和溃疡作用的食物，如梅子、罗汉果、荸荠、蜂蜜、苦瓜、黄瓜、苦菜、猪皮、田螺、蛏子、黄鱼等。

（3）宜吃能提高免疫力的食物，如猪肉、鸡肉、鱼、海参、牛奶、猪肝、猪腰、动物喉管、龟、甲鱼、牡蛎、芡实、芝麻、猕猴桃、香菇等。

（4）宜多吃具有改善声音嘶哑作用的食物，如雪梨、银耳、萝卜、杏仁、百合、白果、杨梅、罗汉果、胖大海、蜂蜜等。

（5）宜吃能缓解咽部异物感的食物，如鸡内金、青梅、荸荠、杏仁、猫爪草、牛蒡等。

（6）宜吃具有防护喉咽部作用的食物，如茄子、无花果、核桃、绿豆、赤小豆、乌梅、西瓜、黄瓜、南瓜、芦笋、火龙果、山竹、莲雾、释迦、柠檬、鱼、动物血、动物肝、海参等。

（7）宜吃清淡、易消化、营养丰富的食物，如牛奶、酸奶、豆浆、豆腐、蛋类、海鱼、河鱼、猪肉、动物血、猪肝、海参，以及新鲜水果、青菜等。食物做成粥、羹、汤、汁，有利于吞咽，有利于身体吸收。

（8）放疗后咽干，以粥、羹、汤、汁等流质半流质为主食，如金银花凉茶、冬瓜瘦肉汤、海带萝卜排骨汤、苦瓜绿豆排骨汤、土茯苓瘦肉汤、五指毛桃猪胰汤、茵陈杏仁猪肺汤、青菜粒粥、银耳雪梨枸杞糖水、

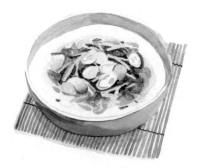

葛根粉羹、绿豆汤等，以及各种鲜榨水果及蔬菜汁，如萝卜汁、芹菜汁、西瓜汁、甘蔗汁、藕汁等。

（9）食欲较差进食不足者和老年人，可用天然香料调味以增加食欲；可通过营养强化食品、特殊医学用途配方食品或营养素补充剂，适量补充蛋白质、维生素及微量元素。

（1）忌烟、酒。烟、酒刺激喉咽部充血，造成喉咽部的长期、慢性损伤。

（2）忌咖啡、可可等兴奋性食物。

（3）忌花椒、辣椒、桂皮等辛辣刺激性食物和调味品。

（4）忌过烫的食物。进食过烫的食物会烫伤喉咽部的黏膜。

（5）忌咀嚼槟榔，特别是加入烟草的槟榔。咀嚼槟榔会增加口腔部位癌变的风险。

（6）忌生硬、多刺、黏滞难嚼、不易消化的食物。

（7）忌烧烤、煎炒、油炸的食物。

（8）忌发霉、腐败变质及腌制食物，如咸鱼、咸菜、腌肉、腌鱼等。

8　口咽部肿瘤

口咽部包括软腭、扁桃体、舌根及会厌周围。口咽部肿瘤以癌症为最多，恶性淋巴瘤次之。

软腭癌：较为少见，患者大多为男性，年龄50～70岁，大部呈溃疡及浸润型，多为鳞状细胞癌。其主要症状为咽下痛，向同侧耳部放射，影响进食，亦可有开口困难。

扁桃体癌：鳞状细胞癌多见，易形成溃疡；淋巴上皮癌多沿黏膜向下扩展，形成结节；淋巴肉瘤较大，很少破溃。初期咽部有异物感，类似咽炎，治疗无效，病变则逐渐增加。晚期出现淋巴结转移，多在颌角后方。

会厌周围癌：包括会厌部、会厌游离部、咽会厌皱襞及口咽侧壁等处的癌肿。早期表现多为咽部不适或疼痛，并发感染后症状加重，逐渐发生吞咽困难。淋巴转移多在颈前三角区，可出现在单侧或双侧。

（1）宜吃具有抗咽部肿瘤作用的食物，如苦菜、芦笋、胡萝卜、苦瓜、魔芋、芋头、慈姑、马齿苋、罗汉果、食用菌、坚果、牛蒡、葛根、土茯苓、板蓝根、桑葚、蒲公英、百合、薏仁、牡蛎等。

（2）宜吃具有解除咽部异物感的作用的食物，如鸡内金、青梅、荸荠、杏仁、牛蒡。

（3）宜吃具有消除淋巴结肿大作用的食物，如田螺、带鱼、慈姑、魔芋、芋头、荞麦、桑葚、苦瓜、蓟菜、无花果、猫爪草等。

（4）宜吃具有防治化疗、放疗不良反应作用的食物，如茄子、无花果、核桃、绿豆、赤小豆、乌梅、西瓜、黄瓜、芦笋、鸡血、鸭血、鳗鱼、青鱼、海蜇、海参等。

（5）宜清淡、易消化、营养丰富的食物，如牛奶、酸奶、豆浆、豆腐、蛋类、海鱼、河鱼、猪肉、动物血、猪肝、海参，以及新鲜水果、青菜等。

（6）宜吃清润的食物，以粥、羹、汤、汁等流质半流质为主食，如金银花凉茶、冬瓜瘦肉汤、海带萝卜排骨汤、苦瓜绿豆排骨汤、土茯苓瘦肉汤、五指毛桃猪胰汤、茵陈杏仁猪肺汤、青菜粒粥、银耳雪梨枸杞糖水、葛根粉羹、绿豆汤等，以及各种鲜榨水果及蔬菜汁，如萝卜汁、芹菜汁、西瓜汁、甘蔗汁、藕汁等。

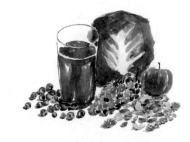

（1）忌烟、酒。

（2）忌辛辣刺激性食物。

（3）忌霉变、烧焦食物。

（4）忌油腻、油煎、烟熏食物。

（5）忌粗糙、干燥、纤维多、坚固难嚼、难咽食物。

（6）忌咖啡、可可等兴奋性食物。

9　颅内肿瘤

颅内肿瘤是生长于颅腔内肿瘤的通称，也称脑瘤。颅内肿瘤包括胶质瘤、脑膜瘤、垂体腺瘤、神经纤维瘤等，以胶质瘤为多见，胶质瘤中又以星形细胞瘤居多。

星形细胞瘤多发于20～40岁青壮年，男性多于女性。肿瘤可发生于脑的各部位。星形细胞瘤在胶质瘤中恶性程度低，病程开始时症状很轻，进展缓慢，大多有颅内高压症状，如头痛、呕吐、视乳头水肿及视力障碍。根据肿瘤发生的部位可有癫痫发作、对侧偏瘫、运动性失语、精神症状、对侧感觉障碍、失读、失写、偏盲、幻觉等不同表现。

垂体前叶嫌色性腺瘤约占垂体腺瘤的80%，为良性，局部侵犯，不发生转移。其主要表现有颅内压增高及内分泌症状：垂体功能减退，女性无月经或月经过多，男性毛发减少、性欲消失、外生殖器萎缩、无力、食欲减退、消瘦或体重增加。

（1）宜吃具有抗脑瘤作用的食物，如小麦、荸荠、海蜇、苦菜、芦笋、胡萝卜、苦瓜、魔芋、芋头、慈姑、马齿苋、罗汉果、食用菌、坚果、牛蒡、葛根、土茯苓、板蓝根、桑葚、蒲公英、百合、猫爪草、薏仁、牡蛎等。

（2）宜吃具有保护颅内血管作用的食物，如芹菜、荠菜、菊花、茭白、海带、海蜇、牡蛎、文蛤。

（3）宜吃具有防治颅内高压作用的食物，如玉米须、赤小豆、核桃仁、紫菜、鸭肉、海带。

（4）宜吃可以保护视力的食物，如菊花、荠菜、羊肝、猪肝。

（5）宜吃具有防治化疗、放疗不良反应作用的食物，如香菇、银耳、黑木耳、黄花菜、核桃、芝麻、猕猴桃、羊血、猪血、鸡血、莲子、绿豆、薏仁、带鱼、青豆、鲟鱼、梅子、杏仁、佛手瓜。

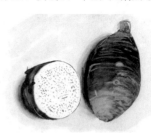

（1）忌烟、酒。

（2）忌咖啡、可可等兴奋性食物。

（3）忌辛辣刺激性食物和调味品，如花椒、辣椒、桂皮等。

（4）忌发霉、烧焦食物，如霉花生、霉黄豆、烧焦鱼肉等。

（5）忌油腻、腌制、油煎、烟熏食品。

（6）忌过咸、过甜的重口味食品。

10　颌骨肿瘤

骨肉瘤多发生在下颌骨，好发于15～25岁青少年。肿瘤发展速度很快，多有疼痛，呈剧痛，少数有低烧，肿瘤表面皮肤发红，皮温升高。患者牙齿变形或松脱，晚期累及软组织致破溃，易发生血行转移。

淋巴肉瘤包括淋巴肉瘤和网织细胞肉瘤，以下颌骨较多。早期表现为牙龈肿痛或牙痛，然后颌骨肿胀、疼痛，眼眶、上颌窦或鼻咽，常破溃。前者发展快，后者发展缓慢。

骨未分化网织细胞肉瘤（尤文氏瘤）多发于下颌骨，好发于20～30岁青年。疼痛为其主要症状，开始呈阵发性，继而持续性，以夜间为重，常有发烧。患者颌骨呈梭形肿胀，局部皮肤可见浅表静脉曲张，表皮发红且热，有压痛。在临床上易误诊为骨髓炎。病情进展较快，易发生血行转移。X线检查可见溶骨性骨折破坏，早期骨膜反应表现为洋葱皮样阴影。

（1）宜吃具有抗颌骨肿瘤作用的食物，如核桃、薏仁、赤小豆、大头菜、甲鱼、海蜇、海参、杏、芦笋。

（2）宜吃具有抗感染、溃疡作用的食物，如黄瓜、丝瓜、慈姑、甜橙、豆豉、绿豆、枣等。

（3）宜吃具有减轻化疗、放疗不良反应作用的食物，如荠菜、豆腐、薏仁、海蜇、荸荠、杏仁、百合、芦笋、蘑菇、沙虫、核桃、乌龟、猕猴桃、金针菇、苹果、绿豆、黄豆、赤小豆、绿茶等。

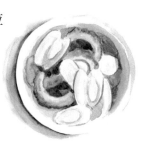

（1）忌烟、酒。

（2）忌刺激性食物和调味品，如姜、花椒、辣椒、桂皮等。

（3）忌霉变、烧焦食物。

（4）忌油腻、油煎、烟熏食物。

（5）忌生硬坚固、不易咀嚼食物。

（6）忌咖啡、可可等兴奋性食物。

11　脊髓肿瘤

脊髓肿瘤包括由脊髓、脊神经根、硬脊膜等组织长出的肿瘤，以神经鞘瘤最为常见。其症状是由于肿瘤进行性压迫脊髓及其神经根所致，按病程分为三个阶段。

根痛期。疾病的初期，脊神经根受到肿瘤的压迫与刺激，引起根性疼痛或感觉异常，出现蚁走感、刺痛、麻痛等，范围为受压的脊神经后根的支配区。疼痛在咳嗽、喷嚏、用力时加重。

脊髓受压期。脊髓受肿瘤的推移与挤压，造成脊髓功能部分丧失，表现为脊髓半切综合征：患侧肌力减弱、对侧痛、温觉减退。若肿瘤压迫脊髓的前或后方正中，则表现为不全性截瘫：感觉减退、肌力减弱。

脊髓麻痹期。病情继续发展，最终出现完全性截瘫：肿瘤平面以下，深浅感觉丧失，肢体完全瘫痪，大小便障碍。

 宜

（1）宜吃具有抗脊髓肿瘤作用的食物，如蝎子、海马、牡蛎、沙虫、金针菇等。

（2）宜吃具有解除肿瘤致神经根痛作用的食物，如淡菜、鲳鱼、老虎鱼。

（3）宜吃具有利尿通便作用的食物，如鸭肉、鲤鱼、苹果、田螺、芝麻、无花果、荸荠、菱角、薏仁、桑葚、金针菇、海带、紫菜。

（4）宜吃具有减轻化疗、放疗不良反应作用的食物，如香菇、银耳、黑木耳、黄花菜、核桃、芝麻、猕猴桃、猪血、鸡血、莲子、绿豆、薏仁、带鱼、青鱼、鲟鱼、杨梅、杏仁、佛手瓜等。

（1）忌烟、酒。

（2）忌姜、花椒、辣椒、桂皮、韭菜等刺激性食物和调味品。

（3）忌发霉、烧焦食物，如霉花生、霉黄豆、烧焦猪肉等。

（4）忌油腻、腌制、煎炸、烟熏食品。

（5）忌过咸食品。

12　甲状腺结节

甲状腺结节多无自觉症状，很多人是在体检时检查出，大者可以摸及颈部肿块，位于颈前甲状腺部位，随吞咽活动而上下移动。甲状腺结节的发病与辐射和碘摄入量不平衡有关。甲状腺结节生长缓慢、病程可长达数十年。少数患者结节增大后，释放出的甲状腺激素量也增多、在临床上可出现甲状腺功能亢进的表现，如易激动、出汗、脸红、食量大等，称为"高功能腺瘤"或"毒性腺瘤"。

95%以上的甲状腺结节属于良性，很少发生癌变，无须进行手术，有明显压迫症状或病理确诊为甲状腺癌的患者须进行手术治疗。甲状腺结节在中医中属于"瘿瘤"范围，病因以水土因素和情志内伤为主。

（1）甲状腺功能低下者宜吃含碘量高的食物，如海带、紫菜、淡菜、干贝、蛏、海蜇、海参、龙虾、带鱼、鲐鱼、鱼肚、蚶、文蛤、甲鱼。

（2）宜吃具有消结散肿作用的食物，如芥菜、猕猴桃、菱角、海蜇、苦菜、芦笋、胡萝卜、苦瓜、魔芋、芋头、慈姑、马齿苋、淡

菜、罗汉果、食用菌、坚果、牛蒡、葛根、
土茯苓、猫爪草、薏仁、牡蛎等。

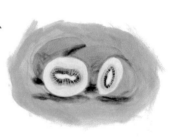

（3）宜吃能够增强免疫力的食物，如
香菇、蘑菇、木耳、核桃、薏仁、红枣、山
药等。

1、忌烟、酒。

2、忌辛辣刺激性食物和调味品，如花椒、辣椒、桂皮、姜等。

3、忌肥腻、油煎食物。

13　甲状腺癌

　　甲状腺合成甲状腺激素，调节机体代谢，对人体具有重要作用。
近几年甲状腺癌发病率不断上升，成为常见的癌症之一。甲状腺癌的
病因不是十分明确，直接相关因素为大量辐射和碘不平衡。研究发现
碘过量或缺碘均可使甲状腺的结构和功能发生改变，诱发甲状腺癌。
甲状腺癌的病理分型有：乳头状癌、滤泡癌、髓样癌、未分化癌。其
主要症状为甲状腺肿块和压迫症状，肿块坚硬，不随吞咽活动。转移
后有淋巴结肿大。

　　大多数甲状腺癌属于"惰性肿瘤"，不会发生转移，很少发生进
展。甲状腺癌患者接受手术后无须放疗和化疗，长期口服甲状腺素即
可抑制复发，患者也要不断调整用量，控制促甲状腺激素（TSH），
同时观察甲亢等副作用。中医药对防止肿瘤术后复发、减少药物不良
反应和不适症状，都有很好的效果。

宜

（1）宜吃具有抗甲状腺癌作用的食物，如无花果、菱角、胡萝卜、苦瓜、魔芋、芋头、慈姑、马齿苋、猕猴桃、罗汉果、苦菜、芦笋、食用菌、坚果、牛蒡、葛根、土茯苓、板蓝根、猫爪草、薏仁、茯苓、山药等。

（2）宜吃具有增强免疫力作用的食物，如甜杏仁、芦笋、甲鱼、乌龟、蘑菇、木耳、核桃、山药等。

（3）宜吃具有消结散肿作用的食物，包括菱角、芋头、芥菜、猕猴桃、猫爪草等。

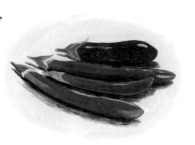

（4）宜吃具有健脾利水作用的食物，如核桃、黑豆、黄豆、山药、石榴、梅子、魔芋等。

 忌

（1）忌吃被辐射污染的食物，忌高碘和低碘盐及饮食。

（2）忌烟、酒。

（3）忌花椒、辣椒、桂皮等刺激性食物。

（4）忌烟熏鱼、肉等高致癌性的食物。

（5）忌发霉的食物，如霉变豆制品、霉变粮食及其制品。

（6）忌腌制食物，如咸鱼、咸菜、腌肉、腌鱼等。

（7）忌腐败变质食物，腐败变质不新鲜的鱼、肉和菜。

（8）忌加工肉及油腻、油煎、油炸的食物。

（9）忌含碘量高的海产品。

（10）忌咖啡、可可等兴奋性食物。

14　颈部先天性肿瘤

颈部先天性肿瘤包括甲状腺舌管囊肿、胸腺咽管囊肿、颈部囊状淋巴管瘤、颈下皮样囊肿。

甲状腺舌管囊肿位于颈部中线、舌骨下，为球形、无痛的肿物，囊肿一般不大，吞咽及伸舌时上下移动。

胸腺咽管囊肿位于颈侧部，胸锁乳突肌的前方或深部，为球形、无痛的肿物，大小不定，大者可及对侧，阻碍呼吸和吞咽。

颈部囊状淋巴管瘤位于颈侧部，为多房性囊肿，柔软、有波动感、透光、界限不清，亦无疼痛。

颈下皮样囊肿位于颈部中线，在舌骨与下颌骨之间，并与舌骨与下颌骨粘连，和其他部位的囊肿一样，往往在青春期前已出现，一般为核桃大，有的很大，可突入口腔中。

（1）宜吃具有消肿散结作用的食物，如甲鱼、淡菜、柠檬、鸡蛋、芥菜、海参、鸭蛋、百合、萝卜、赤小豆、墨鱼、海带、空心菜、鸭肉、海蜇、绿豆。

（2）宜吃具有防治感染作用的食物，如荞麦、绿豆、赤小豆、蘑菇、芋头、丝瓜、荠菜、苦瓜、紫菜、海带、马齿苋、淡菜、海蜇、田螺、鲤鱼、桑葚、无花果、荸荠、核桃、鸭肉、猪肾。

（1）忌烟、酒。

（2）忌辛辣刺激性食物和调味品，如姜、花椒、辣椒、桂皮等。

15　颈部良性肿瘤

颈部良性肿瘤为原发于颈部组织的肿瘤，很少恶变，最常见的是颈动脉体瘤和神经鞘瘤。

颈动脉体瘤位于颈总动脉的分支处，约杏大小，生长缓慢，病程长达数年，很少发生恶变。其表现为舌骨水平胸锁乳突肌的深面可触及圆形肿块，听诊时有时可以听到杂音。压迫肿块可引起患者头晕或虚脱感。由于颈动脉体瘤与颈动脉紧密黏着，可逐渐引起颈内动脉腔的狭窄，故患者有颈动脉窦综合征的表现，如头晕、心跳变慢、无力、血压下降等。

神经鞘瘤位于颈前三角区、咽旁或锁骨上，常为单个椭圆形肿块、无痛、不粘连、边缘清楚，压迫颈动脉引起颈动脉移位；压迫臂丛神经有上臂放射痛；压迫交感神经则引出颈交感神经麻痹综合征，其表现是患侧瞳孔缩小、上睑下垂、眼球轻度内陷，眼裂张开不全，颈部少汗或无汗。

（1）宜吃具有抑制肿瘤生长作用的食物，如海参、香菇、银耳、猕猴桃、薏仁、菱角及动物的胰、肝、肾、脾等。

（2）宜吃具有抑制颈动脉体瘤作用的食物，如大黄鱼、海鳗、刀鱼、鲩鱼、带鱼、海螺、芋头、无花果等。

（3）宜吃具有抑制神经鞘瘤作用的食物，如薏仁、菱角、牡蛎、海带、蛏、海蜇、文蛤、鱼鳔等。

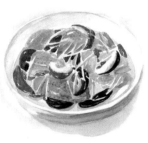

（4）宜吃具有减轻肿瘤压迫症作用的食物，如鲟鱼、鲳鱼、鳗鱼、芥菜、芋头等。

（1）忌烟、酒。

（2）忌辛辣刺激性食物和调味品，如姜、花椒、辣椒、桂皮等。

（3）忌油腻、油炸食物，如肥猪肉、羊肉等。

16　胸壁肿瘤

胸壁肿瘤是指源于胸壁软组织（肌肉、脂肪、神经、血管、淋巴、结缔组织等）和骨骼组织（肋骨、肋软骨、胸骨）的肿瘤。

胸部肿瘤患者可自行发觉胸壁局部隆起或变形，或在体检时被发现。有时患者先感到胸痛，然后发觉胸部局部隆起和变形。恶性肿瘤多表现为持续而严重的胸痛、肿物生长速度快（特别是年轻人或婴幼儿）、肿物与深部组织粘连和固定。良性肿瘤则生长缓慢，无骨质破坏和转移。

（1）宜吃具有增强免疫力、抗胸壁肿瘤作用的食物，如芦笋、龟、甲鱼、香菇、银耳、海参、无花果、鲮鱼、蜂蜜、牛奶等。

（2）宜吃具有化痰散结作用的食物，如丝瓜、橘饼、萝卜、马铃薯、茼蒿、芥菜、金针菇等。

（3）宜吃具有补肾壮骨作用的食物，如龙虾、干贝、海参、海马、牡蛎、芝麻、核桃、栗子、葡萄、山药等。

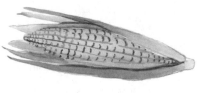

（1）忌烟、酒。

（2）忌花椒、辣椒等辛辣刺激性食物和调味品。

（3）忌油煎、烟熏、盐腌、甜腻及坚硬黏滞难以消化的食物。

17　　胸膜间皮瘤

胸膜间皮瘤是指起源于脏层、壁层、纵隔及横膈胸膜的肿瘤，较为罕见，一般分为局限型间皮瘤和弥漫型间皮瘤。

局限型间皮瘤多为良性，生长较缓慢，一般无症状，多在X线检查时发现，大小不等、表面光滑或有结节，范围局限、质地均匀。

弥漫型间皮瘤是主要的胸膜原发肿瘤，多为恶性，发病与石棉类物质有关，如吸入石棉粉尘。

胸膜间皮瘤以顽固性胸腔积液为特征，早期缺乏特异性的临床症状，故不易诊断，可有胸闷、气促、胸痛、消瘦和咳嗽。中晚期往往有大量胸腔积液，积液较黏稠，抽吸液体后很快又积液。

（1）宜吃具有抗胸膜间皮瘤、增强免疫力作用的食物，如沙虫、海蜇、文蛤、墨鱼、针鱼、青鱼、黄鱼、甲鱼、鸭、猪肺等。

（2）宜吃具有化痰止咳作用的食物，如荠菜、白菜、金针菇、芥菜、茼蒿、茭白、山药、芋头、萝卜、胡萝卜、蘑菇、白果、无花果、罗汉果、甘蔗、核桃、薏仁、百合、猕猴桃、梨、荸荠、松子等。

（3）宜吃具有祛痰平喘利胸腔积液作用的食物，如金橘、柑橘、佛手瓜、菜花、无花果、菱角、海蜇、芦笋、胡萝卜、魔芋、芋头、慈姑、淡菜、罗汉果、苦菜、带鱼、海参、食用菌、坚果、牛蒡、葛根、土茯苓、蒲公英、陈皮、百合、猫爪草、薏仁、牡蛎、茯苓、山药等。

忌

（1）忌烟、酒。

（2）忌辛辣刺激性食物和调味品，如辣椒、花椒等。

（3）忌肥腻、黏滞性易生痰的食物，如肥肉、雪糕等。

（4）忌油煎、熏烤等燥热食物，如熏肉、火腿等。

18　肺癌

肺癌全称为原发性支气管肺癌，是常见的恶性肿瘤之一，在全部恶性肿瘤中发病率占第二位。多发于40岁以上，男性居多。肺癌的发病与长期吸烟，接触煤焦油、石棉等，大气污染及肺内慢性疾病有关。

肺癌的常见症状有：咳嗽、阵发性刺激性呛咳、无痰或少量泡沫白腻痰；咯血或痰中带血丝、血块；胸闷、胸痛，呈压迫感或钝痛，具体部位难以描述；气促；发热。

肺癌后期出现压迫和转移症状，如压迫喉返神经引起声带麻痹、声音嘶哑；压迫上腔静脉和奇静脉使胸部静脉怒张，造成面颈部水肿、皮肤暗紫色、视力模糊、头晕头痛；侵犯胸膜可引起胸痛和胸腔积液；侵犯心包造成心包积液。

宜

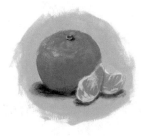

（1）宜吃具有增强机体免疫力、抗肺癌作用的食物，如红薯、芦笋、卷心菜、菜花、芹菜、茄子、荠菜、黄花菜、西红柿、洋葱、

黄瓜、苦瓜、萝卜、胡萝卜、果椒、竹笋、魔芋、芋头、慈姑、马齿苋、百合、橘子、香蕉、苹果、杏、猕猴桃、草莓、山楂、核桃、菱角、桑葚、蒲公英、牛蒡、葛根、猫爪草、薏仁、牡蛎、淡菜、罗汉果、食用菌和坚果等。

（2）宜吃具有止咳祛痰作用的食物，如百合、杏仁、柑橘、枇杷、海蜇、荸荠、海带、紫菜、无花果、松子、核桃、淡菜、罗汉果等。

（3）宜吃具有清肺热作用的食物，如黄瓜、冬瓜、苦瓜、萝卜、丝瓜、芝麻、莴苣、茄子、苋菜、荠菜、马齿苋、西瓜、梨、柠檬、桑葚、荸荠。

（4）宜吃具有防治肺咯血作用的食物，如青梅、藕、甘蔗、梨、海蜇、海参、海带、莲子、菱角、荞麦、黑豆、豆腐、荠菜、茄子、牡蛎、淡菜、仙鹤草。

（5）宜吃具有止胸痛作用的食物，如丝瓜、猕猴桃、核桃、荞麦、杨桃、茄子、芥菜、金橘、橙子等。

（6）宜多吃"天然抗生素"食物，如鱼腥草、蒲公英、败酱草、大青叶、芦根、茅根、板蓝根、平菇、马齿苋、包菜、萝卜、薏仁等。

忌

（1）忌烟、酒，一手烟、二手烟、三手烟、炒菜的油烟、雾霾都是致肺癌的主要原因。

（2）忌咖啡、可可等兴奋性食物。

（3）忌花椒、辣椒、桂皮等刺激性食物和调味品。

（4）忌烧烤、烟熏鱼肉、加工肉等高致癌性的食物。

（5）忌发霉的食物，如霉变豆制品、霉变粮食及其制品。

（6）忌腌制食物，如咸鱼、咸菜、腌肉、腌鱼等。

（7）忌腐败变质食品，腐败变质不新鲜的鱼、肉和菜。

（8）忌肥腻、黏滞不易消化的食物，如肥肉、糯米制品。

（9）忌生冷、冰冻食品，如雪糕、冰冻饮料、冰冻水果等。

19　食管癌

食管癌是常见的恶性肿瘤之一，发病与自然环境、生活习惯、遗传因素、食物机械刺激有关。食管癌发病的主要因素有：亚硝胺类化合物、发霉变质食物、微量元素（钼、锌等）缺乏、营养不足、喜热及粗糙饮食、吸烟、嗜酒等。爱吃热食是主要原因，所以说"食管癌是烫出来的！"

食管癌早期无明显症状，易被忽略，吞咽食物时常出现胸骨后不同程度隐痛、烧灼感或不适，食物摩擦感、停滞或哽噎感，时隐时现。中期出现典型症状吞咽困难，开始时吃硬食发噎，如米饭、馒头，须喝水方能咽下。继而出现持续或进行性加重的吞咽困难，由软食到半流质，最后只能进水直至滴水难入，还伴有发热、消瘦。晚期出现恶病质，全身衰竭。所以，食管癌患者，饮食调理是重中之重。

（1）宜吃松软、易消化的食物，应以羹汤粥面为主食，如萝卜羹、挂面汤、瘦肉粥、青菜粒粥、银耳冰糖粥、藕粉羹、葛根粉羹、绿豆汤等，以各种鲜榨水果及蔬菜汁为辅食，如萝卜汁、西瓜汁、甘蔗汁、藕汁等。

（2）宜吃有助于防治食管癌的食物，如芦笋、卷心菜、菜花、茄子、荠菜、黄花菜、西红柿、苦瓜、萝卜、胡萝卜、魔芋、芋头、食用菌、慈姑、马齿苋、百合、橘子、香蕉、苹果、杏、猕猴桃、草莓、西瓜、山楂、蒲公英、牛蒡、葛根、土茯苓、板蓝根、百合、白果、杏仁、猫爪草、薏仁、罗汉果、绿茶等。

（3）宜吃能改善吞咽困难的食物，如带鱼、鲤鱼、乌骨鸡、梨、甘蔗、核桃、藕、牛奶、芦笋。

（4）宜吃能改善胸痛、胸闷的食物，如柑橘、无花果、杏仁、橘饼、猕猴桃、荠菜、蜂蜜。

（5）宜吃能改善呃逆的食物，如刀豆、柿子、核桃、甘蔗、苹果、萝卜。

（6）宜吃具有滋润作用的食物，如蜂蜜、荸荠、海蜇、田螺、海参、无花果、麦片、松子、芝麻、核桃、兔肉、桑葚。

（7）食物宜营养丰富多样化，谷类、豆类、奶类、蛋类、鱼、肉类、油类均可选用。主食：小麦、小米、玉米、大米、面粉、红薯、胚芽、糙米、燕麦、芝麻、黄豆及豆制品。水果：苹果、梨、香蕉、酸枣、桂圆、大枣、猕猴桃、柑橘等。蔬菜：蘑菇等食用菌，藕、百合、萝卜、卷心菜、菠菜、白菜等。肉蛋奶：牛奶、酸奶、瘦猪肉、羊肉、牛肉、鸡肉、鸭肉、鱼、蛋类、动物内脏及血、动物脑、动物骨，以及海参、牡蛎、红糖、蜂蜜等。

（8）进食不足者可通过营养强化食品、特殊医学用途配方食品或营养素补充剂，适量补充蛋白质、维生素及微量元素。

忌

（1）忌吃热食，过烫的水、过烫的食物会烫伤食管黏膜、刺激肿瘤生长。

（2）忌重口味，如过辣、过浓、过酸、过甜、过咸、过冷、过热等损伤食管黏膜的食物。

（3）忌油煎、油炸、生硬、多刺、黏滞难嚼、不易消化等破坏食管黏膜的食物。

（4）忌咖啡、可可等兴奋性食物。

（5）忌花椒、辣椒、桂皮等刺激性食物和调味品。

（6）忌烟熏、腌制、发霉及腐败变质食品。

（7）忌烟、酒。

常见肿瘤的饮食宜忌

20　胃癌

胃癌为我国高发肿瘤之一，占全部恶性肿瘤的20%左右，为消化道肿瘤首位。胃癌的发生演变要经过20年以上的过程，早期仅有一般消化不良症状，因而容易被忽视而延误诊治。

胃脘疼痛是胃癌最早出现的症状，早期往往不明显，仅有上腹部不适、饱胀感或重压感、隐隐作痛，常被误诊为胃炎、胃溃疡、胃肠神经官能症。肿瘤发展到一定程度，疼痛加剧或持续不缓解，还有恶心、呕吐、呕血、便血、食欲减退、进行性消瘦、腹泻。晚期因肿瘤消耗及畏食等，常出现恶液质，患者极度消瘦。后期在上腹部能触及包块，压痛，肿物可活动也可固定，坚硬有时呈结节状。胃癌最常见的并发症是营养不良、消瘦和贫血。

（1）宜吃松软、易消化、营养丰富的食物，烹调方法采用煮、炖、熬、蒸、溜、余，如白米粥、麦片粥、牛奶、豆浆、米汤、烂面、馄饨皮、藕粉、肉粥、肉汤、鱼粥、鱼汤等。

（2）宜吃具有防治胃癌作用的食物，如猴头菇等食用菌、芦笋、卷心菜、菜花、茄子、荠菜、黄花菜、西红柿、苦瓜、胡萝卜、魔芋、马齿苋、橘子、山楂、核桃、菱角、蒲公英、牛蒡、葛根、土茯苓、百合、白果、猫爪草、薏仁、牡蛎等。

（3）宜吃富含硒元素的食物，如动物肝脏、海鱼、菇类、木耳、黄花菜、西红柿、花菜、萝卜等。

（4）宜吃能增强免疫力的食物，如山药、扁豆、薏仁、菱角、金针菇等。

（5）宜吃可养胃、抗贫血的食物，如乌骨鸡、鹌鹑、牛肉、猪肉、兔肉、动物血、动物骨、菠菜等。

（6）宜吃具有顺气止痛，减轻恶心、呕吐作用的食物，如陈皮、春砂仁、柑橘、杨梅、竹茹、枇杷、核桃、玫瑰、金针菇、猴头菇、蜂蜜、扁豆、栗子、莲子、山药、薏仁、芡实等。

（7）宜吃营养丰富的食物，谷类、豆类、奶类、蛋类、鱼、肉类、油类均可选用：如小麦、小米、玉米、大米、面粉、红薯、胚芽、糙米、燕麦、芝麻、黄豆及豆制品等主食；如苹果、梨、香蕉、酸枣、桂圆、大枣、甘蔗、猕猴桃、柑橘等新鲜水果；如猴头菇、草菇、香菇等食用菌；如花菜、西兰花、藕、百合、胡萝卜、卷心菜、菠菜、白菜等新鲜蔬菜；如牛奶、酸奶、瘦猪肉、羊肉、牛肉、鸡肉、鸭肉、鱼、蛋类、动物内脏及血等肉蛋奶，以及海参、牡蛎、红糖、蜂蜜等。

（8）因食欲较差而进食不足者和老年人，可用天然香料调味以增加食欲；可通过营养强化食品、特殊配方食品或营养补充剂，补充能量、蛋白质、维生素及微量元素。

（1）忌咖啡、可可等兴奋性食物。

（2）忌花椒、辣椒、桂皮等刺激性食物。

（3）忌腌制、烟熏食物，如咸鱼、咸菜、腌肉、腌鱼、烟熏鱼、烟熏肉、加工肉等高致癌性的食物。

（4）忌发霉的食物和腐败变质食品。

（5）忌油腻、油煎、油炸的食物。

（6）忌生硬、多刺、黏滞难嚼、不易消化等破坏胃黏膜的食物。

（7）忌冷冻、寒凉、味重、过酸、过甜、过咸、过冷、过热等伤害胃黏膜的食物。

（8）忌暴饮暴食、硬撑硬塞、狼吞虎咽等不良的饮食习惯。

（9）忌烟、酒。

21　十二指肠肿瘤

十二指肠肿瘤可发生于任何年龄，约四分之三为恶性肿瘤。良性肿瘤较常见的有平滑肌瘤、脂肪瘤、腺瘤、纤维瘤、血管瘤等，恶性肿瘤以恶性淋巴瘤、小肠癌、平滑肌肉瘤等较多见。十二指肠肿瘤的主要表现有：腹痛，根据疼痛程度不同，可分为隐痛、胀痛乃至剧烈绞痛及肠梗阻表现；消化道出血，腹部肿块。此外还有消瘦、乏力、食欲减退、呕吐、腹泻或便秘等症状。

（1）宜吃具有抗小肠肿瘤作用的食物，如赤小豆、黑木耳、萝卜、菱角、薏仁、金银花、带鱼、蛤、甲鱼等。

（2）腹痛者宜吃软食或半流质，宜吃橘子、橙子、萝卜、豆豉、杨梅、猪胰脏、鲤鱼、海参等。

（3）便血者宜吃赤小豆、黄瓜、丝瓜、黑豆、菠菜、荸荠、银杏、蓟菜、荠菜、莲子、空心菜、苦瓜、无花果、墨鱼、柑橘、动物血、龟、猪肠等。

（4）腹泻者宜吃石榴、番石榴、苹果、乌梅、豆腐渣、栗子、马铃薯、芡实、莲子、陈仓米、山药等。

（5）便秘者宜吃红薯、枇杷、黄瓜、大白菜、芝麻、麻油、桃仁、杏仁、蜂蜜、萝卜、苋菜、蕹菜、马齿苋、香蕉、火龙果、猕猴桃、麦片、松子、花生等。

（6）食欲差者宜吃山楂、山药、神曲、鸡内金、鸭肫、鸡肫、鸭血、猪胰、猪肚等。

（7）宜吃具有防治化疗、放疗不良反应作用的食物，如芦笋、核桃、带鱼、香菇、木耳、绿豆、金针菇、丝瓜、核桃、无花果、乌梅、橘饼、瘦肉、动物的肝和胰等。

（1）忌咖啡、可可等兴奋性食物。

（2）忌腌制、烟熏食物，如咸鱼、咸菜、腌肉、腌鱼、烟熏鱼、烟熏肉、加工肉等高致癌性的食物。

（3）忌发霉的食物和腐败变质食品。

（4）忌坚硬、黏滞不易消化的食物。

（5）忌烟、酒。

22　　大肠癌

大肠癌包括结肠癌、乙状结肠和直肠癌。大肠癌的发病与溃疡性结肠炎、血吸虫性慢性结肠炎、食物中致癌性物质、肠腺病、肠息肉等有关。

大肠癌发病早期无明显不适，当肿瘤发展到一定程度才出现症状，如肠出血、腹痛、大便习惯改变、大便质和量的改变等，因此，常常被误诊为肠炎、肠结核、痔疮或胃肠神经官能症。

结肠癌主要症状有腹痛、大便质和次数的改变及腹部肿块。腹痛多呈隐痛，逐渐由间歇性发展为持续性。早期大便稀或黏液、脓血便，有的表现为腹泻、便秘交替出现，出血量一般不多。后期出现贫血、疲乏无力、消瘦等症状。

乙状结肠癌和直肠癌常见症状为大便带血，发生溃疡和出血引起刺激症状：大便频数，每天3～5次；便血，鲜血或暗红色；肛门坠胀、里急后重；肿瘤侵及骶神经引起骶尾部疼痛。

（1）宜多吃具有抗肠癌作用的食物，如猴头菇等食用菌、坚果、红薯、芦笋、卷心菜、菜花、芹菜、茄子、荠菜、黄花菜、西红柿、洋葱、黄瓜、苦瓜、胡萝卜、魔芋、芋头、马齿苋、菱角、牛蒡、葛根、薏仁等。最新研究表明：每天吃一份坚果可降低肠癌复发和死亡率。

（2）宜吃富含纤维素、非淀粉类的食物，如花菜、胡萝卜、魔芋、芹菜、枸杞叶、麦片、玉米、高粱、燕麦、荞麦、麦麸、豆类、藻类、薯类、野菜等。

（3）宜吃能增强免疫力的食物，如西红柿、蜂蜜、甜杏仁、胡萝卜、芦笋等。

（4）宜吃能减轻里急后重的食物，如大头菜、乌梅、杨梅、无花果、丝瓜、苦瓜等。

（5）宜吃具有排毒、解毒作用的粗纤维食物，如麦片、苦瓜、苦菜、马齿苋、空心菜、丝瓜、冬瓜、西瓜、荞麦、坚果等。

（6）宜吃具有润肠通便作用的食品，如大蕉、火龙果、坚果、潺菜、苋菜、马齿苋、野菜、银耳、蜂蜜、芝麻、麻油、植物油等，养成每日一排定时大便的习惯。

（7）营养不良者，宜添加营养强化食品、特殊配方食品或营养补充剂，适量补充能量、蛋白质、维生素及微量元素。

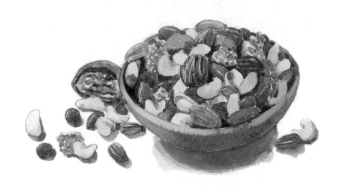

（1）忌吃或少吃精细加工粮食、肥腻食物和过夜不新鲜饭菜。

（2）忌不正常的大便习惯，忌吃引起便秘的食物，如石榴、番石榴、苹果、榴莲、龙眼等燥热收敛性致便秘食物。

（3）忌富含饱和脂肪酸和胆固醇的食物，包括猪油、牛油、肥肉、动物内脏、鱼子等。

（4）忌油煎、油炸的食物，以及过肥、过油、过酸、过甜、过咸的重口味食物。

（5）忌腌制、烟熏食物，如咸鱼、咸菜、腌肉、腌鱼、烟熏鱼、烟熏肉、加工肉等高致癌性的食物。

（6）忌发霉的食物和腐败变质食品。

（7）忌烟、酒。

（8）忌花椒、辣椒、桂皮等刺激性食物。

（9）忌咖啡、可可等兴奋性食物。

23　原发性肝癌

原发性肝癌是一种严重危害人体健康的消化道癌肿，早期诊断极为困难，恶性程度高，病程短，预后差。肝癌的主要原因是肝炎和肝硬化，其中乙肝和丙肝病毒感染是中国人发生肝癌的主要原因。大约80%的原发性肝癌患者是乙肝表面抗原携带者，经过慢性"乙肝—肝硬化—肝癌"三部曲演变而来的，乙肝病毒直接导致肝癌的病例很少。国内乙肝表面抗原携带者大多是在出生时或童年时感染了乙型肝炎病毒，少部分是输血性慢性丙型肝炎。

肝癌的症状众多，早期多不明显，常见症状有肝区疼痛、上腹胀满、上腹肿块等。肝区疼痛可为间歇性或持续性疼痛，呈刺痛、胀痛、钝痛，可引起肩背、腰背胀痛，癌瘤破裂则引起剧痛。胃纳差、恶心、呕吐、腹泻、发热、出血、腹胀、腹水、黄疸等均可出现。病情发展出现乏力消瘦、恶病质，并发症有肿瘤破裂大出血、消化道出血、肝昏迷。

戒酒比吃药更重要，肝癌患者一定要滴酒不沾地严格戒酒。发霉食品中的黄曲霉毒素为致肝癌物质，致癌所需时间最短仅为24周，因此食物一旦发霉就应立即丢弃，切不可食用。花生油等植物油同样不宜久贮，如果有哈喇味就不宜食用。

（1）宜吃具有软坚散结、抗肝癌作用的食物，如慈姑、猴头菇等食用菌、红薯、芦笋、卷心菜、菜花、芹菜、茄子、荠菜、黄花菜、西红柿、洋葱、苦瓜、胡萝卜、魔芋、芋头、马齿苋、菱角、牛蒡、葛根、土茯苓、板蓝根、五指毛桃、茵陈、夏枯草、赤小豆、海带等。

（2）宜吃具有护肝作用的食物，如乌龟、甲鱼、桑葚、蓟菜、香菇、刀豆、蜂蜜。

（3）腹水者宜吃赤小豆、薏仁、茯苓、鹌鹑蛋、蒸水蛋、玉米须、海带、鲤鱼、带鱼、鸭肉。

（4）黄疸者宜吃鲮鱼、田螺、红薯、茭白、荸荠、金针菇、橘饼、金橘、芡实、茵陈、茅根等。

（5）出血者宜吃藕、橘子、乌梅、石榴、番石榴、苹果、荠菜、牡蛎、海蜇、海参、墨鱼、带鱼。

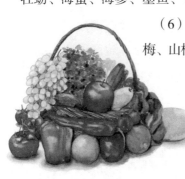

（6）肝痛者宜吃金橘、橘饼、佛手瓜、陈皮、杨梅、山楂、慈姑、黄瓜。

（7）肝昏迷早期宜以少油少肉控制蛋白质或素食为饮食原则，吃松软、易消化的食物，半流质或流质饮食。

（8）患有食道下胃底静脉曲张者

宜以松软、易消化半流质为主食，防止食物坚硬划破血管导致大出血。可食各种羹汤粥面，如鸡蛋羹、萝卜羹、挂面汤、瘦肉粥、青菜粒粥、银耳冰糖粥、藕粉羹、葛根粉羹、绿豆汤等，辅以鲜榨水果及蔬菜汁，如混合果蔬汁、萝卜汁、西瓜汁、甘蔗汁、藕汁等。

（1）忌酒，所有的酒及含酒精的食品，必须做到滴酒不沾。

（2）忌烟及一切辛辣刺激燥热兴奋性食物，如花椒、辣椒、咖喱、桂皮、羊肉等。

（3）忌腌制、烟熏食物，如咸鱼、咸菜、腌肉、腌鱼、烟熏鱼、烟熏肉、加工肉等高致癌性的食物。

（4）忌防腐剂和农药残留量高的食物，各种含铅等重金属、添加剂、防腐剂的罐头及其他加工食品，如含铅皮蛋、冬虫夏草、防腐剂鱼和肉、农药菜。

（5）忌发霉的食物和腐败变质食品。

（6）忌暴饮暴食，忌进食过饱，忌油腻、糯性黏滞、坚硬不易消化的食物。

（7）患有食道静脉曲张并发症者忌吃带骨、带刺食物及含粗糙纤维的食物，肝昏迷者忌蛋白质，浮肿、腹水者忌过咸食物和高脂肪、高蛋白食物。

（8）忌咖啡、可可、浓茶等兴奋性食物。

24　胆囊癌和胆管癌

胆囊癌早期没有特异、典型的症状，诊断困难，治疗效果差。晚期胆囊癌的主要症状有右上腹痛、黄疸、右上腹部有硬块、体重下降。出现黄疸，说明已有淋巴结转移及肝外胆管受阻，合并结石梗阻也可出现黄疸。胆囊癌直接扩散至胃及十二指肠，可引起胃幽门梗阻。

胆管癌是指源发于肝外胆管的癌瘤，不包括肝内胆管细胞癌、胆囊癌和壶腹部癌，又分为上段胆管癌、中段胆管癌、下段胆管癌。其主要表现有迅速进行性加重的阻塞性黄疸，体重下降、胆囊肿大、肝肿大及消化道症状；食欲减退、消化不良、畏食油腻等。

（1）饮食宜少油少肉、素食为主，吃松软、易消化的食物，软食或半流质。各种羹汤粥面，如鸡蛋羹、萝卜羹、挂面汤、瘦肉粥、青菜粒粥、银耳冰糖粥、藕粉羹、葛根粉羹。

（2）宜吃具有抗胆囊癌、胆管癌作用的食物，如猴头菇、黑木耳等食用菌、海草、海带、荞麦、豆腐渣、红薯、芦笋、卷心菜、菜花、芹菜、茄子、魔芋、马齿苋、菱角、牛蒡、葛根、薏仁等。

（3）宜吃具有抗胆道感染作用的食物，如鱼腥草、蒲公英、茅根、茵陈、荞麦、绿豆、苦瓜、百合、地耳等。

（4）宜吃富含维生素的食物，如胡萝卜、猴头菇、荞麦、芝麻油、豆类等。

（5）宜吃具有通利胆管、促进胆汁排出作用的食物，如五指毛桃、牛蒡、荠菜、黄花菜、西红柿、洋葱、黄瓜、苦瓜、萝卜、胡萝卜、无花果、核桃、芝麻等。多喝汤水，如绿豆汤、冬瓜汤、鲜榨水果汁及蔬菜汁。

（6）宜吃高糖、高膳食纤维的食物，如红薯、马铃薯、小米等五谷杂粮等，芥菜、芹菜等新鲜蔬菜和柑橘、苹果等水果。

（7）宜吃具有增加食欲、帮助消化作用的食物，如山楂、杨梅、香蕉、苹果、杏、猕猴桃、核桃、山药、薏仁、萝卜、金针菇等。

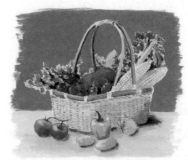

（1）忌暴饮暴食、饮食不节，忌高动物脂肪、高蛋白及油煎、油炸的食物。

（2）忌烟、酒。酒刺激胆管收缩和胆汁分泌增多，烟使胆汁反流，加重病情。

（3）忌咖啡、可可等兴奋性食物。

（4）忌花椒、辣椒、桂皮等刺激性食物。

（5）忌腌制、烟熏食物，如咸鱼、咸菜、腌肉、腌鱼、烟熏鱼、烟熏肉、加工肉等高致癌性的食物。

（6）忌发霉的食物和腐败变质食品。

25　胰腺癌

胰腺癌是一种较常见的恶性肿瘤，多见于40岁以上男性，特点是恶性程度高、早期不易发现、切除率低、预后差，故有"新癌王"之称。胰腺癌是"生活方式癌"，发病与吸烟、饮酒、暴饮暴食、某些疾病如慢性胰腺炎、内分泌改变等关系密切。嗜好"高脂、高糖、高油"饮食者易患胰腺癌。

胰腺癌患者的早期症状为上腹部不适，或呈隐痛、钝痛、胀痛，餐后腹部不适或疼痛加剧。另一显著症状为食欲不振和饮食习惯改变，厌吃油腻和高动物蛋白质食物。此外还有体重明显减轻而无其他原因。大便颜色随黄疸加深而变淡，最后呈陶土色，小便颜色愈来愈浓，直至呈酱油色。多数患者有皮肤瘙痒、遍体抓痕，为胆盐刺激皮肤所致。

胰腺癌患者晚期突出表现为剧烈疼痛，常牵涉腰背部，持续不能缓解，致患者不能平静，常坐而前俯。晚期还有腹水、肿块、消化功能紊乱及消化道症状。

胰腺癌发病有两大因素，一是大吃大喝，二是精神压力大。胰腺癌患者饮食的重点是培养良好的生活习惯和形成良好的饮食结构。

 宜

（1）饮食宜严格控制脂肪、少油少肉低蛋白质、素食为主，病情严重者应全素食。多吃松软、易消化的食物，以各种羹汤粥面为主，如鸡蛋羹、萝卜羹、挂面汤、瘦肉粥、青菜粒粥、银耳冰糖粥、藕粉羹、葛根粉羹、绿豆汤等，辅以鲜榨水果及蔬菜汁，如混合果蔬汁、萝卜汁、西瓜汁、甘蔗汁、藕汁等。

（2）宜吃具有增强免疫力、抗胰腺癌作用的食物，如猴头菇等食用菌、芦笋、卷心菜、菜花、芹菜、茄子、荠菜、黄花菜、西红柿、洋葱、黄瓜、苦瓜、萝卜、胡萝卜、魔芋、马齿苋、香蕉、苹果、杏、猕猴桃、草莓、西瓜、山楂、核桃、菱角、蒲公英、牛蒡、葛根、土茯苓、薏仁等。

（3）宜吃具有抗癌止痛作用的食物，如海马、麦芽、苦瓜。减少或控制饮食的质和量，可以止痛止泻。

（4）宜吃具有通利胰管作用的食物，如牛蒡、茅根、无花果、核桃、芝麻、金针菇、空心菜、苋菜等。

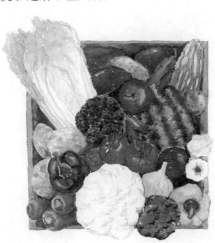

（5）宜吃具有增加食欲、帮助消化和止泻作用的食物，如山楂、鸡内金、杨梅、萝卜、山药、薏仁、神曲、消食饼等。

（6）宜吃具有抗胰腺感染作用的食物，如绿豆芽、乌梅、绿豆、赤小豆、苦瓜、茅根、茵陈等。

忌

（1）忌暴饮暴食、饮食过饱等不良饮食习惯，忌动物脂肪及油
腻、油煎、油炸、烧烤食物，控制蛋白质食物。

（2）忌烟、酒。

（3）忌咖啡、可可等兴奋性食物。

（4）忌花椒、辣椒、桂皮等刺激性食物。

（5）忌腌制、烟熏食物，如咸鱼、咸菜、腌肉、腌鱼、烟熏鱼、
烟熏肉、加工肉等高致癌性的食物。

（6）忌发霉的食物和腐败变质食品。

26   肠系膜肿瘤和腹膜后肿瘤

肠系膜肿瘤分为囊肿和实性肿瘤。囊肿多为良性，如肠源性囊肿、结肠系膜浆液性囊肿、皮样囊肿等。实性肿瘤有良性和恶性之分。良性肿瘤有神经纤维瘤、纤维瘤、脂肪瘤、平滑肌瘤、血管瘤等；恶性肿瘤以恶性淋巴瘤最为多见，其他有纤维肉瘤、神经纤维肉瘤、平滑肌肉瘤等。囊肿和良性肿瘤初起时无明显症状，待肿瘤增大或囊肿发生囊内出血或继发感染后，可出现隐痛或胀痛，患者自己往往可摸到腹部肿物。恶性肿瘤除有腹痛和腹部肿物之外，常伴有食欲减退、消瘦乏力等症状。

腹膜后肿瘤约80%是恶性的，常见的症状有腹部胀满感，压迫脏器而产生的刺激症状，如恶心、呕吐、大便次数增多、里急后重、尿频、尿急、肠梗阻、腰背痛、下肢水肿等，具体症状与肿瘤所在部位有关。晚期出现体重减轻、食欲下降、发热、全身乏力及恶病质。嗜铬细胞瘤等具有分泌功能的肿瘤，可以引起内分泌紊乱表现，如阵发性高血压、低血糖、低磷血症、骨软化病，因肿瘤分泌的激素不同而不同。

（1）宜吃具有缩小、控制肿瘤作用的食物，如海蜇、牡蛎、海马、蛤、猕猴桃、无花果、核桃、山楂、木瓜、乌梅、甘蔗、杏仁、菱角、银耳、甜瓜、葫芦、香菇、扁豆等。

（2）宜吃具有缓解腹痛作用的食物，如芹菜、南瓜、山楂、橘饼、豆豉、丝瓜等。

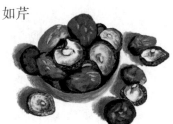

（3）水肿尿少者宜吃葱白、金针菇、田螺、杏仁、海带、蛤蜊、鲟鱼、赤小豆、带鱼、莴苣等。

（1）忌烟、酒。

（2）忌辛辣刺激性食物。

（3）忌霉变、污染、坚硬、粗糙、多纤维、油腻、黏滞不易消化的食物。

（4）忌煎炒、烟熏、腌制、生拌食物。

（5）忌黄豆、豌豆、红薯等胀气食物。

（6）忌暴饮暴食、硬撑硬塞。

27 肾上腺肿瘤

肾上腺皮质和髓质均可发生肿瘤，会引起内分泌功能变异者称为功能性肿瘤，不引起内分泌功能改变者称为非功能性肿瘤。

醛固酮症主要由皮脂腺瘤引起。第一类症状也是最主要的症状为高血压，一般为中度增高；第二类症状为肌无力或麻痹、感觉异常；第三类症状是多尿、夜尿、烦渴。

皮质醇症多由肾上腺皮质增生或肿瘤引起，表现为满月脸、水牛背、中心性肥胖，而四肢瘦，多血质和紫纹；疲倦、衰竭、腰背痛；高血压；多毛、脱发、痤疮；性功能障碍，闭经或月经减少。

性腺异常症由皮质肿瘤引起，分为生殖器增大早熟症、女性假两性畸形、女性男性化。

嗜铬细胞瘤发生于肾上腺髓质，主要症状为高血压和代谢的改变。发作性高血压增高，伴心悸、气促、头痛、出汗、精神紧张、四肢发凉震颤。

肾上腺非功能性肿瘤主要从皮质或髓质的间质细胞发生，主要有非功能性皮脂腺瘤和腺癌、神经母细胞瘤、节细胞神经瘤。

（1）宜吃具有缩小、控制肿瘤作用的食物，如海草、紫菜、牡蛎、河蚌、海蜇、蛤蜊、菱角、薏仁、小麦、芹菜等。

（2）醛固酮症低钾者宜吃牛肉、鸡肉、瘦肉等动物肉类及内脏、海带、紫菜、鱼等海产品、马铃薯、苋菜、香蕉、柑橘、橙子、葡萄、樱桃、南瓜、坚果等高钾食物。

（3）碱中毒肾功能障碍者宜吃薏仁、山药、玉米、荠菜、鳖甲等。

（4）高血压者宜吃芹菜、山楂、荸荠、海蜇、海带、紫菜、石花菜等。

（5）闭经者宜吃甜菜、山楂、墨鱼等。

（1）忌烟、酒。

（2）忌咖啡、可可等兴奋性食物。

（3）忌辛辣刺激性食物。

（4）忌霉变、油煎、肥腻食物。

（5）醛固酮症患者忌油腻、过咸食物。

（6）皮质醇症患者忌温热性食物。

28　肾肿瘤

肾肿瘤主要包括肾癌、肾盂肿瘤及儿童的肾母细胞瘤。

肾癌和肾盂肿瘤的主要症状是间歇性无痛性血尿，而后者血尿更为严重。晚期出现所谓的肾肿瘤三大症状：血尿、肿块、疼痛。引起梗阻性肾积水者可以触及肿物。出血量大、有血块时可以引起肾绞痛，少数患者可以有精索静脉曲张。除肾脏表现外，患者还可以有低热、肝肿大、肝功能失常、血压升高及高钙症等肾癌组织产生异位激素的表现。

儿童肾母细胞瘤95%以腹部肿瘤为第一症状，其他症状有血尿、高血压，部分可有红细胞增多症。晚期出现贫血和恶病质，个别因肿瘤组织破裂出现急性腹痛。

（1）宜吃具有抗肾肿瘤作用的食物，如龟、甲鱼、海马、海蜇、海参、无花果、苦菜、黄瓜、木瓜、薏仁、僵蚕、槐米等。

（2）宜吃具有增强体质、提高免疫力作用的食物，如沙丁鱼、淡菜、牡蛎、猪肝、猪腰、芡实、莲子、核桃、苹果、猕猴桃、刀豆、赤小豆、蜂蜜、芝麻等。

（3）宜吃具有缓解腰痛作用的食物，如薏仁、芫荽、刀豆、核桃、猪腰、海带、紫菜、淡菜等。

（4）宜吃具有清热、通淋、止血尿作用的食物，如甲鱼、乌龟、无花果、乌梅、柿子、莲子、藕、金针菇、芹菜、冬瓜、茅根、甘蔗、荸荠、桑葚等。

（5）宜吃具有利水消肿作用的食物，如海蜇、海带、紫菜、墨鱼、青鱼、蛤蜊、芹菜、绿豆、黄花菜、香菇、金钱草、车前草、鱼腥草、茯苓、茅根、薏仁、赤小豆、芡实等。

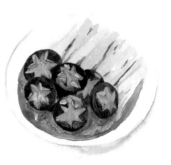

（1）忌烟、酒。

（2）忌咖啡、可可等兴奋性食物。

（3）忌花椒、辣椒、桂皮等刺激性食物和调味品。

（4）忌腌制、烟熏食物，如咸鱼、咸菜、腌肉、腌鱼、烟熏鱼、烟熏肉、加工肉等高致癌性的食物。

（5）忌发霉的食物和腐败变质食品。

（6）忌油煎、油炸的食物，燥热食物动火引起出血尿。

29　膀胱肿瘤和尿道肿瘤

膀胱肿瘤是泌尿生殖系肿瘤中最常见的肿瘤之一。75%以上的患者以血尿为第一症状。血尿及其所致贫血的程度一般与肿瘤的严重性成正比。尿频、尿痛或夜尿多表示肿瘤有坏死或浸润膀胱，类似膀胱炎的症状。位于膀胱颈或带蒂的肿瘤能引起排尿困难或尿潴留。输尿管积水感染能引起发热和脓尿。

尿道肿瘤以尿道癌最为常见。男性尿道癌患者一般以尿道梗阻、肿物、尿道周围脓肿、尿外渗、尿道瘘和尿道流出分泌物而就医，部分患者有疼痛、血尿或血精。女性尿道癌患者多见于老年女性，常见的症状为尿道流血和血尿，其他症状有尿频、尿痛、排尿烧灼感、排尿困难或性交痛，局部可见到或触及肿块。肿瘤坏死、溃疡、感染则见尿道或阴道流出黄色或血性带臭味的分泌物。晚期症状为体重减轻、骨盆痛、尿道周围脓肿、尿失禁、尿道阴道瘘或尿潴留。

 宜

（1）宜多饮水，以白开水、矿泉水为主，并养成1小时左右排1次尿的卫生习惯。

（2）宜吃具有抗膀胱和尿道肿瘤作用的食物，如田螺、海带、紫菜、甲鱼、乌龟、海蜇、猪脬、薏仁、菱角、核桃、羊肾、猪腰、刀豆、沙虫、鲈鱼、鲐鱼、草菇、香菇、慈姑。

（3）尿道梗阻者宜吃海带、紫菜、金钱草、车前草、鱼腥草、茯苓、茅根、薏仁、赤小豆、芡实。

（4）尿路感染者宜吃黄鱼鳔、海蜇、藕粉、荞麦、地耳、大头菜、茄子、无花果、绿豆芽、豆浆、苋菜、紫菜。

（5）出血者宜吃芹菜、金针菇、冬瓜、乌梅、芝麻、莲子、海参、仙鹤草。

 忌

（1）忌饮水不足、经常憋尿等不良习惯。

（2）忌烟、酒。

（3）忌咖啡、可可等兴奋性食物。

（4）忌花椒、辣椒、桂皮等刺激性食物和调味品。

（5）忌腌制、烟熏食物，如咸鱼、咸菜、腌肉、腌鱼、烟熏鱼、烟熏肉、加工肉等高致癌性的食物。

（6）忌发霉的食物和腐败变质食品。

（7）忌油煎、油炸的食物，燥热食物动火引起出血尿。

30　前列腺癌

某些前列腺癌本身无症状，终身处于静止状态中，称为潜伏型前列腺癌。75%的患者症状表现与前列腺肥大相似，以排尿困难为主要症状。侵犯膀胱或尿道时可出现血尿，引起梗阻时可出现尿路感染症状。晚期可有全身血行转移和骨转移，出现疼痛、骨折等症状。

在临床治疗策略中，前列腺癌是唯一有"观察等待"治疗方式的恶性肿瘤之一。雄激素水平与前列腺癌的关系是众所周知的，雄激素可以促进前列腺癌的生长，抑制雄激素的分泌可以抑制前列腺癌。

（1）宜吃具有抗前列腺癌作用的食物，如黄豆及豆制品、西红柿、秋葵、椰菜、白菜、芦笋、菜花、西兰花等。

（2）宜吃能增强免疫力的食物，如甲鱼、龟、海蜇、带鱼、核桃、萱草、黄芪等。

（3）宜吃具有通畅小便作用的食物，如车前草、芹菜、地丁、莴苣、冬瓜、海带、田螺、鲤鱼、蛤蜊、银鱼、蚬。

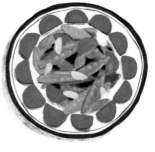

（4）宜吃具有缓解疼痛作用的食物，如海马、鸡血、梅子、薏仁、空心菜、芋头、栗子。

（1）忌饮水不足及经常憋尿、长途骑行等不良生活习惯。

（2）忌补品和保健品，如公鸡、羊肉、沙虫、动物肾及伟哥（万艾可）类抗阳痿药物。

（3）忌烟、酒。

（4）忌咖啡、可可等兴奋性食物。

（5）忌花椒、辣椒、桂皮等刺激性食物和调味品。

（6）忌腌制、烟熏食物，如咸鱼、咸菜、腌肉、腌鱼、烟熏鱼、烟熏肉、加工肉等高致癌性的食物。

（7）忌发霉的食物和腐败变质食品。

31　阴茎癌

阴茎癌的发生与包茎有密切关系，包皮及阴茎头皮肤长期受包皮垢刺激，并发感染及慢性炎症，是致癌的重要因素。

阴茎癌发病年龄多在30岁以上，早期表现为包皮或阴茎头的类丘疹、疣或溃疡病变，逐渐增大，一般无疼痛。病程较久的阴茎癌表现为典型菜花样，阴茎大部被癌肿破坏。患者一般无排尿困难，尿线因受肿瘤阻挡而散射，并发感染时有局部痛或尿痛，有恶臭味。肿瘤反复出血，可导致患者消瘦、贫血及衰竭。晚期腹股沟淋巴结转移使淋巴结增大、质硬，甚至固定或形成溃疡、易出血。广泛的淋巴结转移可引起下肢浮肿。

（1）宜吃具有增强免疫力、抗阴茎癌作用的食物，如甲鱼、乌龟、沙虫、青鱼、虾、白花蛇、带鱼、桑葚、无花果、核桃、瓜蒌、马齿苋、豆豉、杏仁、丝瓜。

（2）宜吃具有抗感染、愈溃疡作用食物，如荠菜、藕、山药、螺蛳、带鱼、金针菇、绿豆、赤小豆、马兰头等。

（3）淋巴结肿大者宜吃芋头、沙葛、百合、白果、猫爪草、薏仁、荸荠、桑葚、田螺、黄鱼。

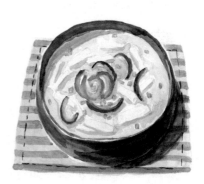

忌

（1）忌烟、酒。

（2）忌辛辣刺激性食物。

（3）忌霉变、腌制食物。

（4）忌油煎、肥腻、烟熏、烧烤食物。

（5）忌羊肉、韭菜等一切温热性食物。

32　睾丸肿瘤

睾丸肿瘤临床上不多见，但几乎全属恶性。发病年龄有三个高峰：婴儿期以卵黄囊瘤为多，青壮年可见各种类型，70岁以后主要为精原细胞瘤。

睾丸肿瘤最常见症状为无痛性睾丸肿大及沉重感。精原细胞瘤肿大的睾丸往往保持睾丸轮廓，质地一致。而畸胎瘤则呈结节性肿大，软硬不一。部分患者有疼痛感，常因瘤内出血或血管栓塞而剧痛。儿童睾丸肿瘤表现为睾丸肿块，同时有早熟症状。睾丸间质细胞瘤多发生于成年人，常伴有乳房女性化及性欲减退。睾丸肿瘤主要经淋巴转移到腹膜后淋巴结，其次转移到纵隔、锁骨上淋巴结及肺。

宜

（1）宜吃具有抗睾丸肿瘤作用的食物，如甲鱼、海带、带鱼、猪脬、荞麦、核桃、山楂、丝瓜、莴苣、乌梅等。

（2）女性化症状明显者宜吃韭菜、海马、淡菜、龟、甲鱼、核桃、

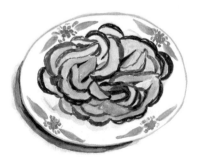

常见肿瘤的饮食宜忌

羊肉、羊肾等壮阳食物。

（3）腰痛者宜吃芋头、栗子、梅子、丝瓜、海马、海蜇等。

（4）感染者宜吃苦瓜、豆腐渣等。

（1）忌烟、酒。

（2）忌一切辛辣刺激性食物。

（3）忌霉变、腌制、油煎、肥腻食物。

（4）除女性化症状明显患者外，忌温热壮阳性食物。

33　骨髓瘤及骨肉瘤

骨髓瘤为骨髓中浆细胞发生肿瘤性繁殖而引起的单发和多发骨破坏，同时并发全身血液系统变化。骨髓瘤以颅骨、脊椎、髂骨多见，长骨较少发生；主要侵犯骨髓，也可同时侵犯软组织。此病病程发展快，约1年左右明显，以骨骼疼痛为主要症状，后期有肿胀、病理性骨折、甚至神经压迫症状，伴有贫血、出血倾向。

骨肉瘤好发于10～20岁，男性多于女性，以髂骨、股骨、肩胛骨、肱骨多见，病程发展快，症状有体温增高、白细胞增多和血沉率增快。局部软组织明显肿胀、广泛压痛，患肢因肿痛而活动受限，甚至处于畸形体位。骨破坏位于长骨干骺端和骨干部位，X线检查见虫蛀样广泛不规则混合阴影，骨膜反应常呈葱皮样，偶合并病理骨折。

（1）宜吃具有抗骨髓病、骨肉瘤作用的食物，如海带、紫菜、淡菜、海蛤、杏仁、桃仁、李子。

（2）骨痛者宜吃龟板、鳖肉、牡蛎、蟹、虾、核桃。

（3）脾脏肿大者宜吃甲鱼、海鳗、毛蚶、海带、裙带菜。

（4）贫血者宜吃猪肝、菠菜、香菇、芝麻、蜂蜜、黄鱼、花生衣、海参、鲩鱼。

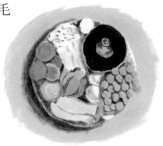

（1）忌烟、酒。

（2）忌辛辣刺激性食物。

（3）忌霉变、腌制、油煎、肥腻食物。

（4）忌羊肉、鹅肉、猪头肉等发物。

34　骨肿瘤

骨肿瘤分为原发性和继发性两种。原发性骨肿瘤来自骨骼系统本身，有良性和恶性之分。继发性骨肿瘤为骨以外的癌细胞，直接侵犯或转移到骨组织。骨肿瘤一般指原发性骨肿瘤。良性骨肿瘤表现为肿块和疼痛，发展缓慢，可有病理性骨折，恶变、转移少见。恶性肿瘤发展快，疼痛、肿胀、压痛明显，常合并软组织水肿、静脉怒张等症状。全身症状有消瘦、乏力、贫血，有的出现体温升高，晚期出现恶液质。

（1）宜吃具有抗骨肿瘤作用的食物，如海参、牡蛎、甲鱼、龟、动物骨、沙虫、麦片、苋菜、油菜籽、沙枣、香芋、栗子等。

（2）宜吃具有止痛消肿作用的食物，如

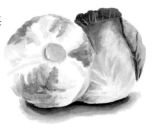

芦笋、藕、慈姑、山楂等。

（3）宜吃具有预防放疗、化疗不良反应作用的食物，如蜂蜜、核桃、猕猴桃、银耳、香菇、大头菜、花粉等。

忌

（1）忌烟、酒。

（2）忌辛辣刺激性食物和调味品，如姜、花椒、辣椒、桂皮等。

（3）忌肥腻食物。

（4）忌发物。

35　软组织肿瘤

软组织肿瘤包括脂肪瘤、血管瘤、纤维瘤等。

脂肪瘤是由脂肪组织形成的一种良性肿瘤，多位于皮下、后腹膜，也可发生于内脏，好发于肩、背、臀部，一般无特殊表现。位于皮下组织的脂肪瘤大小不一，呈扁圆形或有分叶，质软有弹性，有假性波动感，肿瘤不与表皮粘连，皮肤表面完全正常。多发性脂肪瘤可有压痛。

血管瘤是由血管组织构成的一种良性肿瘤，分为毛细血管瘤、海绵状血管瘤和蔓状血管瘤。血管瘤生长缓慢，好发于头、面、颈部，次为躯干、四肢。因所在部位面积、体积、性质的不同，可导致形态异常和功能障碍，可有疼痛、溃疡、出血和继发感染等表现。

纤维瘤是由纤维结缔组织组成的良性肿瘤，可见于全身各部位，大小不等，自针头、黄豆至鸡蛋或更大，表面光滑或呈乳头状，可自由推动，根据质地分为软、硬纤维瘤。硬纤维瘤可恶变。

（1）宜吃具有抗软组织肿瘤作用的食物，如苦菜、赤小豆、芋头、栗子、核桃、海蜇、海带、紫菜、牡蛎、金橘、慈姑、荸荠等。

（2）疼痛者宜吃香菜、萝卜、薏仁、丝瓜、核桃、鸭血、南瓜。

（1）忌烟、酒。

（2）忌咖啡、浓茶等兴奋性食物。

（3）忌辣椒、桂皮等刺激性食物和调味品。

（4）忌肥腻、油煎、霉变、腌制食物。

（5）忌羊肉、胡椒等温热动血食物。

36　乳腺癌

乳腺癌是最常见的乳房疾病，为女性发病率最高的恶性肿瘤之一。此病多发于40～60岁绝经期前后的妇女，雌激素的活性对乳癌的发生起着重要作用，月经来潮早和绝经晚的妇女，易发乳腺癌，生育和哺乳可降低发病率。

乳腺癌在早期为无痛、单发的小肿块，质硬，表面不甚平滑，与周围组织分界不清，在乳房内不易被推动，常由患者在无意中发觉。皮肤凹陷是乳腺癌早期常有的征象。乳腺癌继续发展，使乳房缩小、变硬，乳头抬高或内缩，腋下淋巴结肿大、变硬，与周围组织粘连。晚期，乳房固定不能推动，皮肤呈"橘皮样"外现，皮肤破溃则成溃疡，常恶臭，易出血。癌细胞阻塞淋巴管可引起上臂水肿，侵犯神经可引起手臂和肩部的剧痛。

（1）宜吃富含不饱和脂肪酸的植物油，如豆油、玉米油、花生油、菜籽油等。

（2）宜吃富含胡萝卜素的蔬菜，如胡萝卜、茴香、菠菜、小白菜、冬瓜、西红柿等，可以明显降低绝经前妇女患乳腺癌的风险。

（3）宜吃豆类食品，可以降低绝经期前妇女患乳腺癌的风险。

（4）宜吃具有抗乳腺癌作用的食物，如黄豆等豆类食物、海带、紫菜、海马、慈姑、猴头菇等食用菌、红薯、芦笋、卷心菜、菜花、芹菜、茄子、荠菜、黄花菜、西红柿、洋葱、苦瓜、萝卜、胡萝卜、魔芋、芋头、牛蒡、葛根、土茯苓、猫爪草、薏仁、牡蛎、坚果等。

（5）宜吃能增强免疫力的食物，如桑葚、猕猴桃、芦笋、南瓜、大枣等。

（6）宜吃具有消肿胀作用的食物，如薏仁、丝瓜、赤小豆、芋头、葡萄、荸荠、海带等。

（7）宜吃具有减轻乳房胀痛作用的食物，如茴香、海带、黑木耳、橘饼、榧子等。

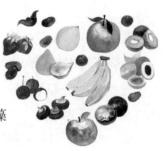

（8）宜全素食，多吃卷心菜、花椰菜、甘蓝等十字花科蔬菜及食用菌、海藻类、西红柿、橘类和浆果类水果。

（1）忌动物性脂肪，牛羊肉等高脂肪、高蛋白、高糖、高能量食品。

（2）忌含激素的牛奶等饮料，鸡等饲养类动物和生长素催长、催熟的果蔬，含雌激素的保健品、美容品。

（3）忌烟、酒。

（4）忌咖啡、可可、巧克力等兴奋性食物。

（5）忌花椒、辣椒、桂皮等刺激性食物和调味品。

（6）忌腌制、烟熏食物，如咸鱼、咸菜、腌肉、腌鱼、烟熏鱼、烟熏肉、加工肉等高致癌性的食物。

（7）忌发霉的食物和腐败变质食品。

37　外阴肿瘤和白斑

外阴良性肿瘤主要有单纯性乳头瘤、纤维瘤、脂肪瘤三种。单纯性乳头瘤可生长在大阴唇的外面，常带蒂，较尖锐湿疣平坦，微观如一般的乳头瘤。恶变概率较尖锐湿疣高。纤维瘤生长在大阴唇，实性、质硬、表面不规则、带蒂。脂肪瘤质软、大小不一，可长在阴阜、阴唇或外阴其他部位。这些肿瘤很少恶变。

外阴恶性肿瘤大部分为鳞状细胞癌，多见于老年妇女，常发于外阴白斑、尖锐湿疣、乳头瘤、外阴溃疡基础上，其主要症状是外阴部结节或肿块，部分有溃疡、血性分泌物、瘙痒、小便困难、疼痛。扩散以局部蔓延和淋巴结转移为主。

外阴白斑是妇科常见病之一，其主要症状为瘙痒。其以往把多种有发痒症状兼有皮肤和黏膜变白、变粗或萎缩的外阴病变统称为外阴白斑。引起外阴白斑的原因多为各种类型的外阴营养不良、外阴潮热、慢性刺激及瘙痒、某种营养缺乏、变态反应、代谢紊乱、神经精神因素等。故此病又名外阴白色病变、外阴营养不良。

（1）宜吃具有抗外阴肿瘤和白斑作用的食物，如芝麻、杏仁、小麦、乌骨鸡、墨鱼、猪胰脏、菊花、何首乌、乌梅、马齿苋、鸡血、沙丁鱼、文蛤。

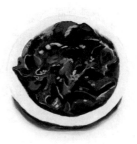

（2）疼痛者宜吃淡菜、海参、甜菜、绿豆、萝卜、鸡血等。

（3）瘙痒者宜吃苋菜、白菜、芥菜、芋头、海带、紫菜、鸡血。

（4）宜吃具有增强体质、预防转移作用的食物，如银耳、黑木耳、香菇、猴头菇、鸡肫、海参、薏仁、核桃等。

 忌

（1）忌烟、酒。

（2）忌辛辣刺激性食物。

（3）忌肥腻、油煎、霉变、腌制食物。

（4）忌公鸡、鹅肉等发物。

（5）瘙痒严重时忌海鲜及刺激、致敏食物。

（6）溃疡、出血时忌温热性食物和调味品，如羊肉、姜、胡椒、桂皮等。

38　宫颈癌

宫颈癌是最常见的妇科恶性肿瘤，在女性生殖器癌瘤中占首位，多发于40～49岁，20岁以下罕见。宫颈癌的发病与早婚、早育、多产、病毒、宫颈糜烂等宫颈慢性疾病有关。其发展过程：癌前病变—非典型增生—原位癌—浸润癌。

非典型增生、原位癌及宫颈癌早期的症状为接触性出血。以后有不规则出血，偶有大出血；排稀薄的浆液血性分泌物，有臭味；癌组织坏死、感染，可出现大量脓性或米汤样恶臭的白带。后期癌瘤浸润宫颈旁组织，累及腰骶神经，引起严重的大腿及腰骶部持续性或深钻性疼痛，沿坐骨神经分布而放射，合并盆腔内感染则有钝痛。

（1）宜吃具有抗宫颈癌作用的食物，如红薯、芦笋、卷心菜、菜花、芹菜、荠菜、黄花菜、西红柿、苦瓜、胡萝卜、魔芋、芋头、马齿苋、猕猴桃、核桃、菱角、慈姑、猴头菇等食用菌、桑葚、蒲公英、牛蒡、葛根、土茯苓、猫爪草、薏仁、牡蛎等。

（2）宜吃含有植物性雌激素的食物，如黄豆及其制品、芹菜、花椰菜、毛豆、甜豆等食物。

（3）宜吃富含微量元素锌和硒的食物，如牡蛎、鱼、瘦肉、动物内脏、蛋类、虾、食用菌、紫菜、芝麻、小麦胚粉、坚果等。

（4）宜吃富含维生素C、抗HPV病毒的蔬菜，如萝卜、菜花、土豆、小白菜、油菜等。

（5）宜吃具有补血、止血、抗癌作用的食物，如藕、薏仁、山楂、黑木耳、甘蔗汁、乌梅、金橘等。

（6）宜吃具有消除水肿作用的食物，如鲟鱼、赤小豆、鲤鱼、鲮鱼、蛤、鸭肉、莴苣、椰子浆。

（7）宜吃具有缓解腰痛作用的食物，如莲子、核桃、薏仁、梅子、栗子、芋头、海蜇、蜂蜜。

（8）宜吃具有减少白带、滋补作用的食物，如墨鱼、淡菜、文蛤、蛏子、牡蛎、龟、海蜇、豇豆、白果、核桃、莲子、芡实、芹菜、薏仁、赤小豆、白茅根等。

（9）宜吃具有补气养血作用的食物，如山药、桑葚、枸杞、猪肝、甲鱼、芝麻、薏仁粥、动物肝、阿胶、木耳、菠菜、藕等。

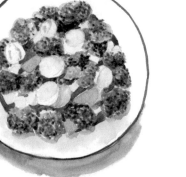

（1）忌肥腻甘醇、辛辣香窜、油煎烤炸及生湿、生痰、燥热、易致出血的食物。

（2）忌激素饲料喂养的家禽肉、蛋类，以及含有激素的美容品、保健品。

（3）忌烟、酒。

（4）忌咖啡、可可等兴奋性食物。

（5）忌花椒、辣椒、桂皮等刺激性食物和调味品。

（6）忌腌制、烟熏食物，如咸鱼、咸菜、腌肉、腌鱼、烟熏鱼、烟熏肉、加工肉等高致癌性的食物。

（7）忌发霉的食物和腐败变质食品。

39 卵巢癌

卵巢肿瘤是常见妇科病之一，从幼年到老年均可发生，根据恶性程度，分为良性、交界性和恶性肿瘤。卵巢位于盆腔中，其恶变不如浅表的组织易于觉察，发现时往往已属晚期，是威胁妇女健康的主要的恶性肿瘤之一。

良性卵巢肿瘤发展较慢，小的良性肿瘤多无症状；中等大小的良性肿瘤可有腹胀及下腹不适感，患者常可摸到肿块；巨大的肿瘤可产生压迫症状。卵巢癌生长迅速，向周围组织浸润，引起腹痛、腹胀、子宫出血、阴道出血；合并感染有发热；肿瘤坏死则有溃疡、血性腹水。卵巢癌晚期有消瘦、乏力、贫血等恶病质表现。

（1）宜吃具有抗卵巢癌作用的食物，如红薯、芦笋、卷心菜、菜花、芹菜、茄子、荠菜、黄花菜、西红柿、洋葱、苦瓜、萝卜、胡萝卜、魔芋、芋头、马齿苋、猕猴桃、菱角、桑葚、蒲公英、牛蒡、葛根、土茯苓、猫爪草、薏仁、牡蛎、坚果、猴头菇等食用菌。

（2）宜吃富含纤维素、微量元素的食物，如香菇、黄豆、甲鱼、海带、紫菜、牡蛎等。

（3）宜吃高钙食物，如牛奶或奶制品、豆制品、海带、荠菜等。摄取足量钙质食物的女性卵巢癌发病率较低。

（4）宜多喝绿茶。绿茶防卵巢癌作用尤强。红茶和绿茶均属抗癌饮品，可以抑制亚硝酸胺，对其他致癌物也有较强的抑制作用。

（5）宜吃具有养身调经、滋补肝肾作用的食物，如石榴、罗汉果、桑葚、黑芝麻、黑木耳等。

（6）宜吃具有凉血、止血作用的食物，如苦瓜、螺蛳、淡菜、墨鱼、荠菜、藕、蘑菇、木耳、绿豆等。

（7）宜吃具有抗妇科感染作用的食物，如蒲公英、鱼腥草、鳗鱼、文蛤、鲤鱼、芹菜、芝麻、荞麦、赤小豆等。

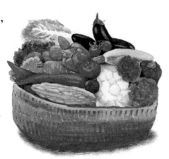

（8）宜吃具有行气止腹痛、减轻腹胀作用的食物，如猪腰、杨梅、山楂、橘饼、陈皮、柑、橘子、核桃、栗子等。

 忌

（1）忌高糖、高能量、高脂肪的动物脂肪等食物，以及肥腻、煎炸食物。

（2）忌羊肉等温热动血食物。

（3）忌含有雌激素的药物、食物和美容品，以及一切雌性动物的内脏及动物卵巢、附件。

（4）忌烟、酒。吸烟是卵巢癌的诱发原因之一。

（5）忌咖啡、可可等兴奋性食物。

（6）忌花椒、辣椒、桂皮等刺激性食物和调味品。

（7）忌腌制、烟熏食物，如咸鱼、咸菜、腌肉、腌鱼、烟熏鱼、烟熏肉、加工肉等高致癌性的食物。

（8）忌发霉的食物和腐败变质食品。

40　白血病

　　白血病是血液系统中一种恶性疾病，在骨髓和其他造血组织中，有广泛的白血病细胞异常增生及向全身各组织浸润、破坏，在周围血液中出现幼稚白细胞。此病对儿童及青壮年危害大。根据白血病病势的急缓、周围血及骨髓中原始细胞的多少或细胞成熟的程度等，分为急性、亚急性及慢性白血病。根据骨髓增生异常细胞的形态，又可分为粒细胞、淋巴细胞及单核细胞型白血病。

　　大多数患者起病急骤，病情进展快。约半数患者以发热为首发症状，伴有恶寒、自汗、盗汗。然后有遍及全身各部位的出血，如皮肤瘀斑、鼻出血、牙龈出血、尿血、便血；贫血、面色苍白、心悸、气促、乏力、浮肿；肝、脾及淋巴结肿大，胸骨压痛，关节痛。

　　（1）宜吃具有抗白血病作用的食物，如小麦、胡萝卜、核桃、蒲公英、牡蛎等。

　　（2）发热者宜吃豆豉、葱白、冬瓜、空心菜、银杏、绿豆、苦瓜、菱角、节瓜等。

　　（3）肝脾肿者宜吃赤小豆、甲鱼、龟、海带、紫菜等。

　　（4）出血者宜吃藕、葡萄、荸荠、蘑菇、木耳、金针菇等。

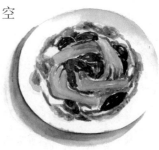

（5）贫血者宜吃猪肝、黄鱼、海参、鲩鱼、鲵鱼、芝麻、蜂乳等。

（6）淋巴结肿大者宜吃魔芋、栗子、桑葚、猫爪草、蒲公英、绿豆、核桃、荸荠、黄鱼、文蛤、牡蛎、龟、甲鱼等。

（1）忌烟、酒。

（2）忌咖啡、浓茶等兴奋性食物。

（3）忌辣椒、姜、桂皮等刺激性食物。

（4）忌肥腻、油煎、霉变、腌制食物。

（5）忌公鸡、猪头肉等发物。

（6）忌羊肉、胡椒等温热性食物和调味品。

41　恶性淋巴瘤

恶性淋巴瘤是一组原发于淋巴结或淋巴组织的恶性肿瘤。

恶性淋巴瘤表现多种多样，淋巴结肿大为其特征，坚而有弹性，无疼痛，以其为首发症者约占60%，多发于颈部，其次为腋下、腹股沟。病变也可见于淋巴结外组织器官，引起吞咽困难、鼻出血、腹痛、腹泻、腹水、肝脾肿大、肝痛、黄疸、咯血、胸腔积液、骨瘤、病理性骨折、中枢神经病变、皮肤溃疡等。何杰金氏病是恶性淋巴瘤的一大类型，大多表现为淋巴结病变，非何杰金氏病恶性淋巴瘤则多表现为淋巴结外病变，二者表现不尽相同，全身症状有恶寒、发热、乏力、盗汗、消瘦，晚期有贫血及恶病质。

（1）宜吃具有抗恶性淋巴瘤作用的食物，如魔芋、慈姑、猴头菇等食用菌、红薯、芦笋、菜花、芹菜、茄子、荠菜、菱角、桑葚、蒲公英、牛蒡、葛根、土茯苓、板蓝根、猫爪草、薏仁、牡蛎、坚果等。

（2）宜吃可以增强人体免疫力的食物，如绿茶、木瓜汁、西红柿、橘子、胡萝卜等。

（3）宜吃具有消除淋巴结肿大作用的食物，如猫爪草、白果、白及、佛手果、柑橘、荸荠、芋头、核桃、荔枝核、田螺、牡蛎等。

（4）宜吃具有清热解毒作用的食物，如豆腐渣、无花果、大麦、绿豆、苦瓜。

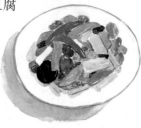

（5）宜吃具有清阴虚内热、减轻盗汗作用的食物，如猪心、羊肚、燕麦、高粱、豆皮。

（1）忌滥用补药、营养品、公鸡、猪头肉等发物，温热性食物可刺激淋巴结增生。

（2）忌烟、酒。

（3）忌咖啡、可可等兴奋性食物。

（4）忌花椒、辣椒、桂皮等刺激性食物和调味品。

（5）忌腌制、烟熏食物，如咸鱼、咸菜、腌肉、腌鱼、烟熏鱼、烟熏肉、加工肉等高致癌性的食物。

（6）忌发霉的食物和腐败变质食品。

42 小儿肿瘤

最多见的小儿恶性肿瘤是胚胎性癌，大多数来自腹部。小儿腹部肿瘤按其位置分为腹膜后、腹腔或盆腔两类。

小儿腹部肿瘤恶性程度高，可以迅速穿破被膜，向邻近器官或淋巴结转移，也可以经淋巴道和血管向远处播散，确诊后常须立即手术切除。

小儿腹部肿瘤常缺乏典型症状，常见的症状有消瘦、食欲减退、不规则发热、腹胀、阵发性腹痛。肿瘤生长压迫周围脏器，会引起恶心、呕吐、腹部膨隆等症状，常被偶然发现。小儿肿瘤的治疗首先要确定肿瘤的位置、大小、硬度、移动度、表面性质。

（1）宜吃具有增强免疫力、抗小儿肿瘤作用的食物，如带鱼、鲟鱼、黄鱼、银鱼、鲐鱼、鲈鱼、海参、海马、沙虫、甲鱼、龟、牡蛎、芦笋、蘑菇、山药、核桃、猫爪草等。

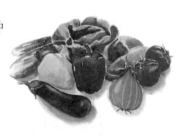

（2）有压迫症状者宜吃海带、苔菜、紫菜、芋头、甜菜、刀豆、白萝卜、胡萝卜、海蜇。

（3）内分泌亢进者宜吃芹菜、菊花、茭白、山楂、荸荠、海蜇、淡菜、甘蔗、荠菜、马兰头。

（1）忌烟、酒。

（2）忌咖啡、浓茶、可可等兴奋性食物。

（3）忌辣椒、桂皮等刺激性食物和调味品。

（4）忌肥腻、油煎、霉变、腌制食物。

（5）忌黏滞、坚硬不易消化的食物。

43　白细胞减少症及贫血

白细胞减少症是指外周血液中白细胞计数持续低于 4.0×10^9 每升的症状。白细胞少的原因有病毒感染、伤寒等，此外肿瘤患者常常由放疗和化疗引起持久的白细胞减少。其病因病机按细胞动力学可分为以下3种：①白细胞生成障碍，包括干细胞的增殖降低和再生障碍。②白细胞破坏过多，由于感染、免疫学因素而使白细胞破坏过多，使外周血中白细胞减少。③粒细胞分布异常。

白细胞减少症患者自觉症状以疲乏、头晕最为常见，此外还有食欲减退、四肢酸软、失眠多梦、低热、畏寒、腰酸、心慌等。中医认为本病初期多以气血两虚、脾气亏损为主，晚期伤及肝肾，导致肾阴虚、肾阳虚或阴阳两虚，总以脾胃肝肾虚损为本。

（1）宜多吃富含铁元素的食物，如猪肝等动物肝、动物血、菠菜、葡萄、芹菜等。

（2）宜多吃具有滋补健脾功效的食物，如黑木耳、黑芝麻、红枣、山药、扁豆、黑豆、黑米、红米、红豆、紫菜、海带、甲鱼等。

（3）宜多吃温补的食物，如面粉、豆油、糯米、莴苣、韭菜、桂圆、核桃、鸡肉、羊肉、牛肉等。

（4）宜多吃具有增加白细胞、提高免疫力作用的食物，如人参、党参、北芪、熟地黄、当归、首乌、阿胶、枸杞、大枣、红糖、香菇等。

（5）宜多吃蛋白类食物，提供制造白细胞的原料，如牛肉、羊肉、鸭肉、鸡肉、鱼、牛奶、鸡蛋等肉蛋奶类食物。

（1）忌生萝卜、苦瓜、西瓜、香蕉、柿子、山竹、荸荠及冰冻冷饮等生冷耗气伤正之品。

（2）忌胡椒、辣椒、咖喱等辛辣温燥伤阴的刺激性食物和调味品。

（3）忌螃蟹、蚌肉、田螺等寒凉损阳伤脾食品。

Chapter 8

常见
中医病症
的饮食宜忌

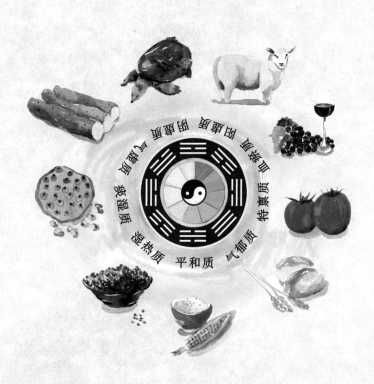

1　感冒

感冒又称伤风，是由于感受外邪引起的呼吸道疾病，以冬春季多发，表现为发热恶风，咳嗽流涕。感冒分为风寒感冒和风热感冒。风寒感冒有鼻塞、流清涕、痰稀白、无汗等症状；风热感冒则有鼻塞、流浊涕或无涕、痰黄稠、咽喉痛、口微渴、出汗等症状。

中医辨证论治，将感冒分为风寒感冒和风热感冒，以"寒者热之，热者寒之，虚则补之，实则泻之"为治则。感冒饮食宜忌也应该依照中医这一原则，根据各种食物的性味寒凉合理选择食物。

（1）感冒患者应每天多饮水，多吃新鲜水果和蔬菜，如橘子、广柑、苹果、鸭梨、西红柿、猕猴桃等。

（2）宜清淡饮食，如白米粥、菜粒粥、面条、米汤、面汤、馄饨皮、藕粉羹、各种清淡汤类和水果汁，辅以味鲜爽口的小菜、豆豉、新鲜蔬菜水果，可以增进食欲，保证营养。

（3）"热则寒之"。风热感冒者宜吃平性和凉性食物，如小米、绿豆、荞麦、豆芽、青菜、豆腐、梨、甘蔗、苹果、香蕉、冬瓜、茄子、红薯、西瓜、黄瓜、甜瓜、苦瓜、荸荠、藕、葡萄、桑葚、枸杞、黑芝麻、银耳、黑木耳、百合、海带、紫菜、鸭蛋等。

（4）"寒则热之"。风寒感冒者宜吃平性和温性食物，如大米、面粉制品、豆油、莴苣、韭菜、核桃等。冬季风寒感冒有恶寒无汗症，可饮生姜红枣汤、红糖茶，发微汗，以驱散寒邪。

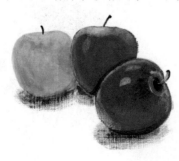

（1）忌肥甘厚腻、黏滞不消化、酸腥的食物，如肥肉、糯米饭、油煎油炸食品、海鲜、甜食等。

（2）忌具有补性的食品、药物，如羊肉、人参、蜂王浆等。病邪未出，补则"关门留寇"，邪不易出。

（3）忌酒、烟。

（4）忌暴饮暴食。

（5）风寒感冒者忌寒凉性食物，如雪糕、冰冻饮料、寒性水果等。

（6）风热感冒者忌性温燥热食物，如羊肉等助火之物。

2　咳嗽

咳嗽是临床上常见的症状之一，许多疾病如感冒、支气管炎、哮喘、肺炎、支气管扩张、胸膜炎、肺脓疡、肺气肿、肺癌等都会咳嗽，其他病累及肺脏时也会引起咳嗽。咳嗽一般分为外感和内伤两大类。外感咳嗽多为风、寒、热、燥等外邪侵袭所致。内伤咳嗽又分为脾虚、肺虚、肾虚或兼而有之。

（1）饮食宜清淡，宜吃新鲜蔬菜、黄豆及豆制品，如萝卜、大白菜、菠菜等。

（2）咳嗽属虚者，可以用补，但亦宜清补，切忌厚味峻补，操之过急。

（3）宜选用益肺、健肺、理气之物，如百合、莲子、橘子、核桃、梨、蜂蜜、猪肺、牛肺、羊肺等食物。

常见中医病症的饮食宜忌

（4）平时宜吃具有止咳、祛痰作用的水果，如金橘、柑橘、柚子、罗汉果、银耳、木瓜、枇杷、雪梨、苹果等。

忌

（1）忌烟、酒。

（2）忌咖啡、可可等兴奋性食物。

（3）忌花椒、辣椒、桂皮等刺激性食物和调味品。

（4）忌肥甘油腻、黏滞、海腥类等食物，如肥肉、油煎炸炒食品等。

（5）忌过油、过甜、过咸等重口味食物。

（6）忌生冷、冰冻食品，如雪糕、冰冻饮料、冰冻水果等。

（7）忌性温燥热食物，如羊肉等大补之食品，古语云："虚不受补。"

（8）忌油漆、废气和炊烟等烟雾及化学品等刺激性气味。

3　哮喘

哮喘是由于肺气上逆引起气促、呼吸困难的一种病症。哮喘分为外感、内伤两大类，临床上又分为风寒闭肺、痰热壅肺、痰浊阻肺、肺脾气虚、肾不纳气等几种类型。外感多为实喘，声高息涌、面红耳赤；内伤则为虚喘，声音低微、诸症皆虚。

宜

（1）实喘热症者，饮食宜清淡，多吃梨、橘子、枇杷、萝卜、刀豆、丝瓜、核桃等。可服用蜂蜜、芝麻，使大便通畅，减轻喘促。

（2）虚喘者宜进滋养补益性食物，

如瘦肉、鸡肉、鱼、海蜇、鸭肉、燕窝等。

（1）忌烟、酒。

（2）忌咖啡、可可等兴奋性食物。

（3）忌花椒、辣椒、桂皮等刺激性食物和调味品。

（4）忌鱼腥、油腻食物，如虾、蟹、鱼、肉、蛋等诱发哮喘发作的发物。

（5）忌米糟、酒酿等，调味不宜过咸、过甜，冷热要适中。

（6）忌产气食物，如豆类、薯类、坚果、糯米、汽水等，产气易致腹胀，上顶及胸腔，加重喘促。

（7）忌生冷寒性瓜果、冷冻食品和饮料。

（8）忌会诱发哮喘发作的油漆、废气和炊烟等烟雾及化学品等刺激性气味。

4　失音

　　中医称失音为"暴"，又为"喑"，发病的原因有外感和内伤，并要分清虚实。突然失音多为感受风寒，发病缓慢则多因精气伤，前者属肺脏，后者属肾脏。

　　（1）实证失音者宜吃降火生津的食物，如新鲜蔬菜、水果及小麦、面筋、高粱、绿豆、胖大海，或罗汉果泡水当茶饮。

　　（2）虚证失音者则宜吃滋阴填精的

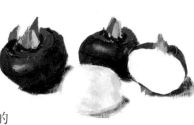

食物，如银耳、杏仁、百合、甲鱼、瘦肉、蛋类、乳类。

（1）忌烟、酒、熏蒸。

（2）忌烧烤煎炸和肥甘厚腻的食物。

（3）忌咖啡、可可等兴奋性食物。

（4）忌花椒、辣椒、桂皮等刺激性食物和调味品。

注意：除饮食调理之外，尚应注意劳作有节，不熬夜、不过度疲劳，重点是少说话、多喝水。

5　头痛

引起头痛的原因有很多，有些发病很急，如颅内感染、脑血管意外等，有的则有慢性病，如偏头痛、颅内肿瘤等。头痛是一种高级神经反射，受许多因素影响，精神和情感因素对头痛有很大影响。中医将头痛分为内伤和外感两大类，其中又有虚证和实证之分，虚证中有气虚和血虚，实证中则多属肝风、肝火。头痛又可以细分为风邪上扰、火热上炎、湿邪上犯、痰饮上扰。

（1）实证头痛者，饮食宜清淡，除以米、面为主食外，宜吃蔬菜、水果。

（2）虚证头痛者，宜吃富有营养的食物，如母鸡、瘦猪肉、猪肝、蛋类，喝桂圆汤、莲子汤等。

（3）有发热者，更宜吃新鲜蔬菜、水果，喝绿豆汤、赤小豆汤等。

（1）忌烟、酒、茶。

（2）忌肥甘厚腻。

（3）忌公鸡、蟹、虾、鹅肉、羊肉等发物。

6　发热

发热是由各种原因（外邪或内伤）引起体内产热、散热失去平衡而使体温增高的一种病症。正常人腋下体温为36～37℃，如果体温超过以上标准，或一昼夜体温波动超过1℃，则为发热。

中医发热有外感发热和内伤发热。外感发热的表现特点是因感受风寒而起，起病较急，病程较短，发生初期大多伴有恶寒。内伤发热起病缓慢，病程较长，多为低热或自觉发热，实际体温不升高；外感发热以肺系疾病为主，病症如感冒和外感咳嗽。内伤发热涉及的疾病比较广泛，相当于西医学所称的功能性低热、肿瘤、血液病、结缔组织疾病、内分泌疾病及部分慢性感染性疾病所引起的发热。

（1）饮食宜清淡、易消化，吃流质或半流质，流质可进米汤、藕粉羹、豆浆、牛奶、蛋花汤、鲜果汁、绿豆汤等，半流质可进白粥、面条、菜泥、馄饨皮等。

（2）宜少食多餐，补充多种营养。

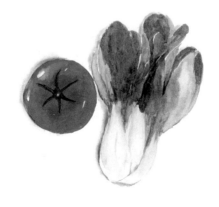

忌

（1）忌油腻、煎炸食物及生冷、坚硬、不易消化的食物。

（2）忌饮食过量及肥甘厚腻重口味。

（3）忌烟、酒。

（4）忌辛辣刺激性食物。

（5）忌虾、蟹、公鸡、鹅肉、羊肉等发物。

7　胸痛

中医称胸痛为胸痹，是指胸部闷痛，甚则痛到肩背、左手，并有短气、喘息不得卧的一种疾病。轻者仅感胸闷如压榨样感觉，呼吸不舒畅；重者则感到痛，严重的胸痛持续时间长，有濒死样感觉。包括西医的冠心病、心绞痛、心肌梗死及部分肋间神经痛、胸膜炎患者。中医认为胸痹的发生多与寒邪内侵、饮食不当、情志失调、年老体虚等因素有关，以胸阳不布、浊阴凝聚为特点。

宜

（1）宜吃辛温宣化、通气活血之品，如芫荽、杏仁霜、胡萝卜、酒等。

（2）宜吃具有降血压、降血脂作用的食物，如小麦粉、玉米粉、芹菜、山楂、椰子、菊花、桑葚、莲子等。

忌

（1）忌肥腻食物，如肥肉、海鲜等。

（2）忌寒凉性的食物，如冰冻食品、冰冻饮料、寒性水果。

（3）忌烟、酒。

8　黄疸

黄疸是一种湿热郁结于体内，熏蒸肌肤，使面目、全身皮肤发黄，乃至指甲、巩膜、小便皆黄的病症。病因有感受外邪、饮食所伤、脾胃虚寒、积聚不消等，主要是湿邪为患，分为阳黄、阴黄两类。阳黄为热重湿轻，黄色鲜亮；阴黄则湿重热轻，黄而灰暗，色如烟黄。

（1）宜吃高糖、低脂肪的食物，宜吃蔬菜、豆类、豆浆、鸡蛋、米粉、白糖等。

（2）阳黄症患者饮食宜清淡偏凉性，宜吃松软、易消化的食物，以谷类、豆类为主食，如大米、小米、玉米、赤小豆等，并多食新鲜蔬菜、水果。

（3）阴黄症患者宜进补，但宜补而不腻、不燥，以米、面类为主食，可加蛋类等。

（1）忌烟、酒。

（2）忌油腻、辛辣、海腥类及不易消化的食物，如肥肉、煎蛋及冰冻饮料、生冷瓜果。

（3）忌虾、蟹、公鸡、鹅肉、羊肉等发物。

9　腹胀

腹胀以腹部胀大、肤色苍黄、脉络暴露为特征。腹胀的发病主要与饮食不节、情志所伤、血吸虫感染或其他疾病转变等有关，其病位在于肝、脾、肾三脏，病机是气、血、水淤积于腹内，以致腹部日渐胀大。

 宜

（1）宜吃无盐、无碱食物，至水退肿消后，食欲差者则食低盐食物。

（2）宜吃蔬菜、豆类及豆制品等清淡及具有利腹水作用的食物，如青菜、芹菜、苋菜、豆腐、茭白、空心菜等。

 忌

（1）忌过咸食物，如咸鱼、腐乳、咸肉等。

（2）忌油腻荤腥、油炸坚硬食物，如肥猪肉、羊肉等，但动物内脏可吃，如猪肝、猪肺、猪肾、猪心及瘦肉等，但忌多吃。

（3）忌发物、寒凉生冷食物及含水量多的食物，如蟹、虾、公鸡、菠萝、醋等。

（4）忌过饱。

（5）忌烟、酒。

10　水肿

水肿是指体内水液潴留，泛滥肌肤，引起眼睑、头面、四肢、腹背甚至全身浮肿，严重者可伴有胸水、腹水。正常的水代谢，主要由肺、脾、肾三脏完成。若风邪外袭、肺气上逆，或湿毒浸淫、内归脾肺，或水湿浸渍、脾气受困，或饮食劳倦、伤及脾胃等，均可使水液内停，形成水肿。水肿虽然涉及的脏腑很多，但其病根在肾。西医则认为水肿的原因有肾脏疾病、心脏疾病、肝脏病、营养不良、内分泌紊乱等。

（1）宜清淡饮食，如冬瓜、葫芦、赤小豆、薏仁、玉米。荤菜中以鲤鱼、带鱼、瘦肉、鸭肉为宜。

（2）宜吃含糖量高的水果，如西瓜、甘蔗、苹果、橘子、水蜜桃、椰子等。

（3）除米面主食之外，宜吃豆类，如绿豆、赤小豆。

（4）宜吃具有利尿作用的食物，如冬瓜、黄瓜、丝瓜、苦瓜、红豆、薏仁、番茄、韭菜、白萝卜、石榴、葡萄、橘子、紫苏、西瓜、鱼腥草、洋葱、柠檬、车前草、白茅根、绿茶、海藻、海带等。

（1）忌过咸食物，限制水分摄入。

（2）忌辣椒、姜等辛辣刺激性食物和调味品。

（3）忌烟、酒。

（4）忌油腻食物、生冷水果、海腥类，如虾、蟹、海鱼等。

11　龈衄

龈衄即牙龈出血，主要与胃肠及肾的病变有关，分为胃火炽热和阴虚火旺两大类。胃火炽热属于实证，牙龈出血伴有口臭、便秘、牙龈腐烂肿痛、血出如涌、齿不动摇。阴虚火旺则属于虚证，伴有齿摇不坚、口不臭、牙不痛或有微痛，牙龈时时出血，血色淡红，口干。

（1）宜吃富含维生素C的水果，如梨、枇杷、苹果、荸荠等，以滋阴降火、清泻胃热。

（2）宜吃具有清热、凉血、止血作用的新鲜蔬菜、豆类，如青菜、西红柿、藕、海带、紫菜等。

（3）多喝饮料，如菊花茶、芦根汁及各种果汁。

（1）忌油煎炸炒、辛辣刺激、生硬的食物，以免动火出血，如辣椒、生姜、胡椒之类及酸醋腌过的食物。

（2）忌烟、酒，以免助长火热之势，生热动火，加重出血。

（3）忌海腥等发物，以免动血，加重病情，如虾、蟹、海鱼等。

12 鼻衄

鼻衄即鼻出血，多由火热迫血妄行所致，其中尤以肺热、胃热、肝火为多见，少数人是由于正气亏虚，血失统摄。其他原因尚有跌打损伤、饮食内伤、妇女倒经等。

（1）宜多吃富含维生素C和维生素K的食物，如青菜、芹菜、菊花、荠菜、梨、荸荠、藕、枇杷、橘子。

（2）宜吃红枣、山楂、西红柿、绿叶蔬菜、猪肝、猪蹄、牛筋、动物皮等，调配使用。

（3）宜吃西瓜、萝卜等凉性食物，具有清热凉血、止血作用。

（1）忌酒、烟及辛辣刺激动火食品，如辣椒、生姜、胡椒、花椒等。

（2）忌油煎炒炸、海腥类等发物。

13　便血

凡有血从肛门排出体外，如在大便前，或大便后，或单纯下血，或与粪便混杂而下，均称之为便血。便血的原因有：①湿热下注，由于嗜烟、酒、辣椒等；②痔疮出血；③素有便秘或大便秘结，硬便伤络；④劳倦等内伤，体质虚弱，气不摄血。

（1）宜吃新鲜水果、蔬菜，如梨、橘子、柿子、柠檬、青菜等。

（2）宜吃清淡少油的荤素食物，如瘦肉、猪肝、蛋汤、菊花、藕、藕粉羹、荸荠、胡桃仁等。

（3）宜吃猪肠、银耳、黑木耳等，对治疗具有辅助作用。

（1）大量出血时应禁食。少量出血时亦忌鸡汤、肉汤、甜羹，因为这些食物促使胃酸分泌，不利于止血。

（2）忌辣椒等辛辣刺激性食物和调味品。

（3）忌烟、酒。

（4）忌油煎、炸炒食物。

14　吐血

　　血由胃来，经呕吐而出，血色红或紫黯，常夹有食物残渣，称为吐血，亦称为呕血。吐血与咳血均经口而出，应注意鉴别。一般来说，咳血之血，血色鲜红，常混有泡沫痰涎，咳血之前多有咳嗽、喉痒、胸闷等症状。吐血之前多有胃脘不适、胃痛、恶心症状，大便多呈黑色。吐血的原因有：饮食直接刺激，使胃络受到损伤；大怒伤肝、思虑伤脾，使血液循胃经而上；强力负重，阳络受伤，均可导致吐血。

　　（1）血止后宜进食牛奶、豆浆、米汤、藕粉羹、稀粥、烂面条等易消化的食物，少食多餐。

　　（2）宜吃具有收敛、止吐血作用的食物，如苹果、金橘、柑橘、茜草、地榆、蒲公英、鱼腥草、藕、墨鱼、山药、杏仁、白及等。

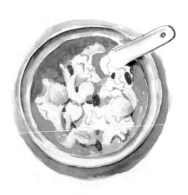

　　（1）吐血量大时应禁食。

　　（2）忌生冷、生硬、辛辣、温热的食物和调味品，如生冷瓜果、薯类、辣椒、花椒、煎炸食物。

　　（3）忌酸性食物，如橙汁、酸果，以免刺激胃酸分泌，血不易止。

　　（4）忌浓肉汤、鸡汤和甜品，味浓重会增加胃酸分泌。

　　（5）忌烟、酒。

15　咯血

血由肺内而来，经气道咳嗽而出，或痰中带有血丝，或痰血相兼，或纯血鲜红，间夹泡沫，均称为咯血，或称为咳血、嗽血。咯血主要是由于实热积痰、壅遏伤肺；或因嗜酒无节，过食辛辣煎炸之品，痰热内生，上熏于肺，肺络伤而出血。此外，还有抑郁恼怒，血随肝火上升，而致咯血。也有虚劳损伤而致咯血。

（1）宜吃具有滋阴生津、清热降火作用的果汁和蔬菜汁，如梨汁、藕汁、白萝卜汁、鲜柏叶汁、西瓜汁等。

（2）宜吃蔬菜、水果、豆类等清淡而富有营养的食物，如藕、梨、荸荠、枇杷、橘子、西瓜。

（3）宜吃具有收敛、止咳、止咯血作用的食物，如苹果、金橘、柑橘、柚子、仙鹤草、地榆、蒲公英、鱼腥草、藕、山药、杏仁、白及等。

（1）忌烟、酒。

（2）忌一切辛辣刺激动火之物，如辣椒、生姜、胡椒等。

（3）忌酸醋及酸醋腌过的食物。

（4）忌虾、蟹等易动血的食物。

（5）忌油煎、烧烤等热性食物。

（6）忌饮食过饱。

16　血尿

　　血尿是小便中混有血液甚至血块的病症。随出血量多少的不同，可使小便呈淡红色、鲜红色或茶褐色。血尿分为血尿和血淋两种情况：排尿不痛或痛不明显者称为血尿；血尿而兼小便滴沥涩痛者称为血淋。血淋属淋症范畴。血尿的主要病位在肾及膀胱，主要病机是热伤脉络及脾肾不固，而热伤脉络之中又有实热和虚热之分：小便带血或伴有血块，尿道无疼痛感，但觉灼热、口干，热而脉滑者，属实；尿时不热、精神疲劳、头昏目花、腰酸、脉沉涩细弱者，属虚。

　　（1）宜吃清淡素菜，少食荤腥油腻的食物。

　　（2）宜吃清凉的水果、蔬菜，如西瓜、橘子、苹果、雪梨、荸荠、鲜藕、荸荠、冬瓜、蚕豆、莲子、芹菜、金针菇等。

　　（3）实证者宜吃清热止血食物，虚证者可用补肾固摄食物。如苹果、金橘、柑橘、仙鹤草、地榆、蒲公英、鱼腥草、藕、山药、杏仁、白及等。

　　（1）忌一切辛辣刺激性食物和调味品，如辣椒等。

　　（2）忌煎炸、烧烤、肥甘厚腻食物。

　　（3）忌虾、蟹、羊肉等发物。

　　（4）忌燥热性食物，如羊肉等。

　　（5）忌烟、酒。

17　血证

　　凡血液不循常道，上溢于口鼻诸窍，或下泄于前后二阴，或渗出于肌肤而形成的疾患，统称为血证。血证包括：鼻出血、牙龈出血、咳血、吐血、便血、尿血、紫斑等。血证的主要原因有：①感受外邪、损伤脉络；②饮酒过多或嗜食辛辣厚味；③情志过极；④劳倦过度；⑤久病或热病之后。

　　（1）饮食清淡，是血证饮食的总则，主食以大米、面类、玉米面、豆类为主；辅食有白菜、芹菜、茄子、黄瓜、丝瓜等；果品可吃荸荠、柿子、甘蔗等。

　　（2）血热者宜吃具有凉血止血作用的蔬菜、水果，如马齿苋、丝瓜、黄瓜、鲜藕等。

　　（3）气逆者宜吃能降气平逆的食物，如橘饼、金橘饼、甜藕，或服少量姜汁、陈皮。

　　（4）脾虚者宜吃具有益气、健脾、摄血作用的食物，如莲子、枣、山药、猪肚等。

　　（5）瘀血者宜吃具有活血、祛瘀、止血作用的食物，如银耳、黑木耳、红糖、桃仁、山楂、藕等。

（1）忌辛辣厚味等刺激物，忌煎炒、油炸等热性动血食物。

（2）忌羊肉等发物。

（3）热者忌温热性食物，虚者忌寒凉性食物。

（4）忌烟、酒。

常见中医病症的饮食宜忌

18　腹痛

　　腹痛是指胃脘以下、耻骨毛际以上的部位发生疼痛。腹痛是由于外感时邪、饮食不节、情志失调、素体阳虚等导致气机郁滞、脉络痹阻及经脉失养所致。腹痛的病因病机，不外乎寒、热、虚、实，一般而论，实痛拒按、虚痛喜按，得热痛减为寒；得寒痛减为热。从部位看，痛在中上腹属脾胃，痛在小腹左右属肝。

　　（1）腹痛患者饮食，以稀软少渣、容易消化为原则，常用食物为粥、面条、藕粉羹、馄饨皮等。

　　（2）虚寒性腹痛者，饮食宜湿热、忌生冷；实热性腹痛者，饮食宜清凉、忌湿热。气滞、食滞引起者，饮食宜清淡。

（1）忌油腻、海腥类等肥甘厚腻食物，如肥猪肉、羊肉、虾、蟹等。

（2）忌生冷、酸醋、坚硬不易消化、黏滞食物，如冰制品、酸菜、坚果、糯米类。

（3）忌酒、烟。

（4）忌辣椒、桂皮等辛辣刺激性食物和调味品。

19　胃痛

　　胃痛，又叫胃脘痛，以上腹胃脘部近心窝处经常发生疼痛为主症，痛时可以牵涉胁背，或兼见胸脘憋闷、恶心呕吐、纳差、嗳气，或吐酸水、大便溏薄或秘结。临床当分虚实两类：寒邪客胃、饮食伤胃、肝气犯胃、瘀血停胃，多属实症；而胃阴不足、脾肾阳虚，多属虚症。胃主受纳腐熟水谷，上述各种原因，皆能引起胃受纳腐熟之功能失常，胃失和降，而发生疼痛。如寒客胃中，则气机受阻而痛；若暴饮暴食，胃之受纳过量，食管停滞而痛；或饮酒过度，嗜食肥甘辛辣之品，易耗损胃阴；或过食生冷、寒凉食物，易耗伤中阳。

宜

（1）饮食宜松软、易消化，注意饮食卫生，脾胃虚弱之人，应常吃益气健脾的食物，如莲子、山药、猪肚、胡椒等。

（2）胃痛以中寒、气滞为多，饮食宜偏温热。主食以面食、软饭等为主；副食可用白菜、茴香、山药、扁豆、胡椒、牛乳、红枣等。

（3）胃寒痛者宜吃具有温中散寒作用的食物，如姜、枣、小米面粥、胡椒、饴糖、鲢鱼、鳟鱼、猪肚、茴香、山药、羊肉、蚕豆、佛手瓜、肉桂、丁香等。

（4）食积滞胃痛者，宜消食导滞、理气止痛，可食山楂、苦杏仁、萝卜、豇豆、麻油、火腿等。

（5）气郁胃痛者宜吃具有疏肝理气作用的食物，如空心菜、苦瓜、杨梅、橙子等。

（6）宜定量定时，少食多餐。

忌

（1）忌酸辣、过冷、过热及多渣食物，以及具有促进胃酸分泌作用的食物，如浓肉汤、辣椒、浓茶、粗粮、泡菜等。

（2）忌油腻、腥味、硬固食物。

（3）胃酸过多者忌吃酸性食物。

（4）忌烟、酒。

20　噎膈

噎即噎塞，指吞咽之时梗噎不顺；膈为格拒，指饮食不下，或食入即吐；反胃指食后良久，仍将食物吐出。吐出物为不消化食物，吐后觉舒适。噎膈以中老年人居多。此病病因，除胃以外，又与肝、脾、肾密切相关。忧思郁怒，可以伤脾，气结痰凝，交阻食道，渐生噎膈，或酒食过度，生热生痰，津伤血燥，均妨碍咽食而发生噎膈。噎膈有实证、虚证之分，实者指气、血、痰三者互结于食道，虚者为津血日渐枯槁。治疗虚证宜润养，实证宜通。

（1）饮食宜以流质为主，蔬菜可以做成菜泥、菜汤后食用，以利吞咽，防止噎膈。

（2）宜吃对噎膈有治疗作用的食物，如生菱角、薏仁、带鱼、鳜鱼、荸荠、韭菜（连根）、五汁饮（藕汁、甘蔗汁、芦根汁、牛乳、羊乳）、生姜汁等。

（3）噎膈实证者宜吃具有理气开郁、清热化痰作用的食物，如藕粉羹、橘皮、蜂蜜、芦根、桃仁、姜汁、鹅血等。

（4）噎膈虚证者宜吃具有益气养血、润燥通闭作用的食物，如松子、佛手瓜、牛奶、人参、龙眼、甘蔗汁、姜汁等。

（1）忌烟、酒。

（2）忌辛辣刺激性食物和调味品，如辣椒、花椒等。

（3）忌肥甘厚腻、粗糙、油煎烧烤及坚硬食物，如红薯、芋头等。

（4）忌饮食无节制。

21　呃逆

呃逆以气逆上冲，喉间"呃呃"连声，声短而频、令人不能自制为主症，是膈下气逆上冲所致，俗称打嗝儿。呃逆的主要原因：①饮食不节，过食生冷或寒凉食物；②情志不和、气机不利；③正气亏虚、损及胃阴。临床上分为实热和虚寒两大类。实热呃逆的特点为连续作呃，声高而急、脘腹胀满、大便结滞；虚寒呃逆则断续打嗝儿，声低而缓、面色黄白、精疲乏力、肢冷不温。

（1）宜少食多餐，饮食宜清淡、易消化，宜吃蔬菜水果等。

（2）实热证者宜吃用具有清热理气、导滞止呃作用的食物，如刀豆、柿蒂、萝卜、鸡蛋等。

（3）虚寒者宜吃具有益气、温中、止呃作用的食物，如生姜、胡椒、带鱼、核桃、甘蔗汁、桂圆等，可以暖胃止呃。

（1）忌肥甘油腻、饱食过量。

（2）忌酒、烟。

（3）忌一切辛辣刺激、油煎烧烤食物。

（4）虚寒证者忌一切生冷瓜果、冰冻食物。

22　呕吐

呕吐是多种疾病的症状，是由于胃失和降、胃气上逆，任何病变

常见中医病症的饮食宜忌

有损于胃均可引起呕吐。呕吐有虚实之分，凡胃热、痰饮、食滞、肝气犯胃引起的，均为实证；脾胃虚、胃肾虚所致的呕吐为虚证。

（1）呕吐时宜进富有营养的流质食物，或加少许生姜汁。可进食藕粉羹、稀粥、面片、牛奶等，宜少食多餐，也可进食蛋汤、鸡汤、肝汤、红枣汤等。

（2）呕吐止后宜进食清淡、容易消化的食物，如蛋羹、蛋花、带鱼汤、鸡汤、红枣汤、莲子汤、墨鱼、猪腰、猪肚、猪肺等。

（1）忌烟、酒。

（2）忌刺激性食品及海腥类，有特殊气味的食物亦应避免食用、闻及。

（2）忌生冷、甘味、油腻、坚硬不易消化食物。

23　痢疾

痢疾以腹痛，里急后重，下痢赤白脓血为主症，多发于夏秋季节。此病多因外受湿热、疫毒之气，内伤饮食生冷，损伤脾胃与肠腑，而或痢疾；或饮食不节，或误食不洁之物，使脾胃气机阻滞，不得宣通，而成痢疾。辨证宜分清寒热虚实，一般来说，暴痢多实、久痢多虚。

（1）痢疾初起时，饮食宜用清淡流质，待大便次数减少、腹痛缓解，才可吃半流质素食，但应无渣少油，点心可加饼干。恢复阶段，应用少油少渣的软饭素菜。

（2）实证急性湿热痢患者，宜用具有清热燥湿、理气导滞作用的食物，如茶、金银花、马齿苋、苋菜、山楂等。

（3）虚证慢性期宜吃具有健脾益胃作用食物，兼清余热，如莲子、芡实、山药、粳米粥、面条等。

 忌

（1）切忌油腻、荤腥、生冷、坚硬食物。

（2）忌饮食过饱，以免有伤脾胃。

（3）忌虾、蟹、公鸡、鹅肉、羊肉等发物。

（4）忌酒、烟。

（5）忌辛辣刺激性食物。

24　泄泻

泄泻是指排便次数增多，粪便稀薄甚至泻出如水样。此病一年四季均可发生，但以夏秋两季为多见。泄泻的主要病变在于脾胃和大小肠，其致病原因有感受外邪、饮食所伤、七情不和及脏腑虚弱等，但主要是脾胃功能障碍。脾胃功能障碍的原因有外邪影响、脾胃本身虚弱、肝脾不和、肾阳不足。

 宜

（1）饮食宜以清淡、稀软、容易消化吸收、少渣、少油为原则，以减轻脾胃负担。

（2）泄泻早期，如泻下过剧，宜进淡米汤、淡果汁、面汤、茶水等，病情好转后，宜转为少油、少渣的半流质饮食，

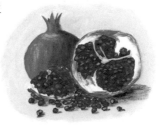

以细挂面、稀粥、面羹为佳。可多吃具有收敛、止泻作用的食物，如苹果、石榴、番石榴、藕、莲子、山药等。腹泻停止后，可逐渐加一些蛋羹、瘦嫩肉末、菜泥、软饭等。后期脾胃虚弱，宜吃健脾补益食物，如籼米、山药、扁豆、肝类、蛋类、瘦肉、猪肚等。

忌

（1）忌油腻厚味、海鲜河鱼、生冷食品及坚硬难消化食物，如肥肉、海鲜等。

（2）忌酒、烟。

（3）忌辛辣刺激性食物和调味品，如辣椒、咖喱等。

（4）少食粗纤维食物。

（5）忌虾、蟹、公鸡、鹅肉、羊肉等发物。

25　眩晕

眩是眼花，晕是头晕，二者常同时并见，故统称为眩晕。轻者闭目即止，重者如坐车船，旋转不定，不能站立，或伴有恶心、呕吐、出汗，甚则昏倒等症状。根据发病原因可以分为：肝阳上亢、痰湿中阻、气血亏虚、肾精不足。前两种属实，后两种为虚。

宜

（1）实证眩晕者，饮食宜清淡，除米、面、豆类主食之外，宜吃新鲜蔬菜、水果等。

（2）虚证眩晕者，饮食宜多样化，以打开胃口，多进饮食，以瘦肉、鸡蛋、鸡汤等清补为宜。

（1）忌煎炒、烧烤、油腻、肥厚的食物，如肥肉、羊肉等。

（2）虚证眩晕者忌生冷瓜果。

（3）忌烟、酒。

（4）忌辛辣刺激性食物和调味品，如咖啡、咖喱、辣椒、桂皮等。

26　心悸

心悸包括惊悸和怔忡，是指患者自觉心中悸动不安，甚至不能自主。一般多呈阵发性，每因情志波动或劳累过度而发作，且常与失眠、健忘、眩晕、耳鸣等病同时并见。心悸的形成，常与心虚胆怯、心血不足、心阳衰弱、水饮内停、瘀血阻络等因素有关。惊悸和怔忡又有轻重程度上的差别，怔忡由内因引起，并无外惊，稍劳即发，病情较重；惊悸则相反，常由外因而成，偶受刺激则发病。

（1）宜吃清淡而富有营养的食物，如蔬菜、豆类、鸡汤、鸭汤、猪肝汤、猪心汤等。常以煨莲心、桂圆肉、大枣作点心或煨汤饮。夜间心悸甚者，宜睡前饮汤。

（2）宜少食多餐，病重者宜进流质或半流质食物，多饮橘子汁、椰子汁、甘蔗汁、山楂汁等。

（3）心悸较甚伴心痛时，宜吃无花果、核桃、蜂蜜、瘦肉、猪肝、动物心脏、动物血等食物。

常见中医病症的饮食宜忌

（1）忌烟、酒。

（2）忌咖喱、桂皮等辛辣刺激性食物和调味品。

（3）忌肥甘厚腻食物，如肥肉、海鲜、羊肉等发物。

（4）忌咸食等重口味食物，如咸菜、咸鱼、咸肉等。

（5）忌浓茶、咖啡等兴奋性食物。

27　中风

中风又称急性脑血管疾病或脑血管意外，是指脑部或支配大脑的颈部动脉病变引起的脑局灶性血液循环障碍。此病大多数发生在中年以后，尤其是高血压患者。中风的共同特点为起病急骤，往往在短时间内脑部损害症状达到高峰。中风分为缺血性中风和出血性中风两大类：缺血性中风有短暂脑缺血发作、脑血栓形成和脑梗死；出血性中风包括高血压性脑出血、蛛网膜下腔出血。一般缺血性中风起病较缓，以肢体瘫痪为主，而出血性中风则起病较急，以颅内高压为主，表现为头痛、呕吐、抽搐。中风后遗症主要表现为半身不遂、肢体瘫痪、麻木、活动受限、口角歪斜、言语障碍、短气少言。

（1）饮食宜清淡、易消化吸收，多吃新鲜蔬菜、水果，如青菜、萝卜、海带、紫菜、淡菜等，少食多餐。

（2）宜吃富含纤维的食物，如青菜、大白菜、芹菜；多吃蜂蜜等润肠食物，保持大便通畅。

（3）宜限制总热量，减少饱和脂肪酸和胆固醇的摄入。

（1）忌烟、酒。

（2）忌咖啡、可可等兴奋性食物。

（3）忌姜、花椒、辣椒等刺激、兴奋、燥热食物和调味品。

（4）忌一切肥甘厚味、生痰动火的食物，如肥肉、羊肉、油煎食品。

（5）忌虾、蟹、公鸡、鹅肉、羊肉等发物。

28　癃闭

癃闭是指以小便量少，点滴而出，甚则小便闭塞不通为主症的一种疾患。其中又以小便不利，点滴而短少，病势较缓者称为"癃"，以小便闭塞，点滴不通，病势较急者称为"闭"。正常人小便的通畅，有赖于三焦气化的正常，而三焦的气化主要又依赖肺、脾、肾三脏来维持，所以本病除与肾有密切关系外，还常常与肺、脾、三焦有关。癃闭的主要病因有湿热蕴结、肺热气壅、脾气不升、肾元亏虚、肝郁气滞、尿路阻塞。癃闭亦有虚实之分。

（1）癃闭实证者，饮食宜清淡、松软、易消化，主食可用米面类及玉米粥、高粱米，副食可食萝卜、苋菜、冬瓜、葫芦等清淡蔬菜。

（2）癃闭虚证者可进温补类食物，如面粉、粳米、山药、藕、莲子、芝麻、栗子、鸡蛋、鸡肉、牛肉、莴苣、韭菜、核桃、红枣等。

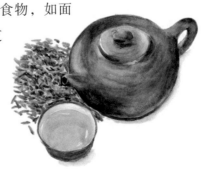

（1）忌肥腻厚味、油炸食物。

（2）忌生冷水果、冷冻加工食品。

（3）忌虾、蟹、公鸡、鹅肉、羊肉等发物。

（4）忌烟、酒。

（5）忌一切辛辣刺激燥热食物和调味品，如辣椒、咖喱、芥末、
桂皮等。

（6）忌咖啡、可可等兴奋性食物。

29　淋证

淋证是指小便频数短涩、滴沥刺痛，欲出未尽、小腹拘急，或痛
引腰腹。其病因有膀胱湿热、脾肾亏虚、肝郁气滞。可见，淋证病在
膀胱和肾，且与肝脾有关。

（1）淋证属热属实者，饮食宜清淡、清凉，除米面等一般的主食
外，宜吃鲜藕、白菜、菠菜、芹菜、莴笋、荠菜等清淡蔬菜，以及西
瓜、冬瓜、赤小豆、绿豆等。

（2）淋证属虚者，饮食宜偏滋补，以清补为主，如肉类、坚果、
新鲜蔬菜水果、粗粮谷物、全麦食品等。

（3）宜多饮淡茶，可排石通淋。

（1）忌烟、酒。

（2）忌辛辣刺激燥热食物和调味品，如辣椒、咖喱、芥末、桂皮等。

（3）忌虾、蟹、公鸡、鹅肉、羊肉等发物。

（4）忌咖啡、可可等兴奋性食物。

30　遗精

遗精是指无性生活而精液遗泄，其中有梦而遗精的，名为梦遗，无梦而遗精的，甚至清醒时精液流出者，名为滑精。遗精后，伴有头晕、无力、心悸、腰腿酸软、精神萎靡、失眠等症。此病的病因，多由情志失调引起，或与房劳过度、手淫频繁、饮食失节、湿热下注等因素有关。

（1）饮食宜偏补益，但不宜燥热，除主食米、面外，可食红薯、玉米、栗子、肉类、核桃、黑豆、莲子、白菜、豆芽等。

（2）宜吃性平的食物，如粳米、红薯、高粱、芋头、胡萝卜、莲子、百合、花生、芝麻、葡萄、脐橙、猪肉、鸭肉等。

（3）虚证者宜吃温补食物（性温食物），如面粉、粳米、山药、藕、莲子、芝麻、栗子、鸡蛋、鸡肉、牛肉、莴苣、韭菜、核桃、红枣等。

（1）忌动火助阳食物，如公鸡、虾、蟹、羊肉等燥热性食物。

（2）忌酒、烟。

（3）忌刺激性食物。

31　阳痿

阳痿即阳事不举，或临房事时举而不坚。历代医家认为此病多涉及肝、肾、阳明三经，病因有命火衰微、心脾受损、恐惧伤肾、湿热下注，分别治以补肾壮阳、补益心脾、养心安神、清化湿热。

（1）饮食宜松软、易消化，适当进滋补性食物，如蛋类、骨汤、红枣、莲子、核桃等。

（2）肾虚者可适当进温补肾阳的食品，如鸡肉、蛋类、牛肉、羊肉、海马、肉苁蓉、杜仲等。

（3）宜吃温补食物，能生热、助阳、益气，如面粉、粳米、山药、藕、莲子、芝麻、栗子、鸡蛋、鸡肉、莴苣、韭菜、核桃、红枣等。

（1）忌生冷、寒性食物。

（2）忌酒、烟。

32　便秘

便秘是大便秘结不通、排便时间延长，或欲大便而艰涩不畅的一种病症。便秘虽属大肠传导功能失常，但与脾胃及肾脏的关系甚为密切，其发病的原因有素体阳盛、肠胃积热；情志失和、气机郁滞；气血不足、下元亏虚；阳虚体弱、阴寒内生，故便秘可分为热秘、气秘、虚秘、冷秘四类。

（1）主食宜以糙米、麦类为主，宜吃产气食物，如豆类、红薯、马铃薯、汽水等，以促进肠蠕动。

（2）宜吃富含粗纤维的蔬菜和水果，如菠菜、芹菜、马齿苋、空心菜等。

（3）宜吃具有润肠通便作用的食品，如
大蕉、火龙果、坚果、潺菜、苋菜、野菜、
银耳、蜂蜜、芝麻、麻油、植物油等。

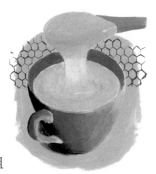

（4）清晨宜空腹饮温盐开水、淡盐汤、
菜汤、豆浆、果汁等。

（5）宜多进富含B族维生素的食物，如粗
粮、麦片、豆类等。

（1）忌烟、酒。

（2）忌咖啡、浓茶等兴奋性食物。

（3）忌辣椒等热性辛辣刺激性食物和调味品。

（4）忌生冷瓜果及冷饮。

（5）忌不正常的大便习惯，忌引起便秘的食物，如石榴、番石榴、
　　　苹果、榴莲、荔枝、龙眼等燥热性收敛性致便秘的水果。

33　多梦

多梦是指夜间睡眠不安、彻夜惊梦。引起多梦的原因有很多，如
思虑过度、心脾两虚；房劳过度、心肾不定；心虚胆怯、暴受惊吓；
忧思抑郁、恼怒成疾。总为虚多实少，气血亏虚。临床上多梦的原因
分为心脾两虚、心肾不交、心虚胆怯、痰火内扰四种类型。

（1）宜吃清淡的新鲜蔬菜及水果，如白菜、菠菜、芹菜、四季
豆、冬瓜、苹果、橘子、柑橘等。

常见中医病症的饮食宜忌

（2）食物宜丰富，谷类、豆类、奶类、蛋类、鱼、肉类均可适当选用。

（3）心脾两虚者宜食莲子、百合、山药等食物。

（4）痰火内扰者宜适当进食猪胆汁、鸭胆汁、萝卜、海带、海蜇等凉性食物。但不能过多、经常食用，以免伤了脾胃。

忌

（1）忌辣椒等刺激性食物和调味品。

（2）忌油腻、煎炸、烧烤等燥热性食物。

（3）忌烟、酒。

34 健忘

健忘是脑力衰弱、记忆减退、遇事善忘的一种病症。与生性迟钝，天资不足者不同，历代医家认为健忘与心、脾、肾有关，主要为心脾不足、肾精虚衰。其病因有思虑伤脾、肾精亏耗、素体不足、劳心过度。发病的症状分为心肾不交、心脾两虚、痰瘀阻痹、年老神衰四种类型。

宜

（1）宜摄入足够蛋白质、维生素、微量元素，含蛋白质食物如奶、蛋、鱼、豆类，含维生素食物如谷物、蔬菜、水果，含微量元素食物如动物肝和血、瘦肉、坚果。

（2）年老神衰型宜吃温补食物，如羊肉、牛肉、核桃等。

（3）心肾不交型宜吃滋补食物，如猪蹄、鸭肉、蛋、龟、甲鱼、桑葚、黑豆、白木耳等。

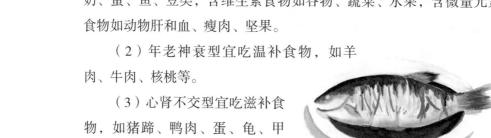

（4）心脾两虚宜平补食物，如粟子、大米、面条、莲子、胡萝卜等。

（5）痰瘀痹阻型宜进化痰祛瘀食物，如萝卜、海带、海蜇、紫菜、橘子等。

（1）忌肥甘厚腻，如动物脂肪等。

（2）忌偏食或暴饮暴食及过冷过热食物。

（3）忌烟、酒。

35　不寐

不寐即失眠，是指睡眠时经常不易入眠，或睡眠短浅易醒，甚至整夜不能入眠。不寐有虚实之分：虚者多属阴虚火旺，心脾两虚，心胆气虚；实者多为肝郁化火、痰热内扰。各种热病，热扰心神所致不寐为外感不寐。内伤不寐或因忧思过度，劳逸失调，耗伤心脾，导致气血不足，心肾不交；或因素体虚弱，心胆虚怯；或因情志抑郁，肝失条达，肝阳扰动心神；或因饮食不节，脾胃受伤，宿食停滞，胃气不和。

西医认为长期过度紧张的脑力劳动，强烈的情绪波动，久病后体质虚弱，会使大脑皮层兴奋与抑制相互失衡，导致大脑皮质功能活动紊乱而致不寐。因而，神经衰弱及许多慢性病患者中易出现不寐。饮食调理对不寐的康复很重要。

（1）宜吃能促使大脑分泌血清素，具有安神作用的食物，如小米、豆类、小麦、荞麦、红枣、核桃、牛奶、土豆、面条、蔬菜、苹果、香蕉、梨等。

（2）宜吃富含钙及卵磷脂，可补脑安神促进睡眠的食物，如奶酪、酸奶、鸡肉、鱼、鹌鹑、猪心、猪脑、银耳、山药、黄花菜、大枣、莲子（心）、百合、白果等。

（3）食物宜多样化，保证营养均衡，如玉米、大米、面粉、红薯、糙米、黄豆及豆制品，花生、核桃等坚果，猕猴桃、柑橘等新鲜水果，草菇、香菇等食用菌，萝卜、菠菜、大白菜等蔬菜，以及肉、蛋、奶、鱼等。

（1）忌烟、酒。

（2）忌浓茶、咖啡等兴奋性食物。

（3）忌姜、蒜、辣椒、胡椒、花椒等刺激性食物和调味品。

（4）忌生冷、黏滞不易消化的食物，如冷冻饮料、雪糕等。

（5）忌温燥性补品，如红参、公鸡、鹅肉、羊肉等发物。

（6）忌肥腻食物，如动物脂肪、肥肉，以及油炸、烧烤食品。

36　厥证

厥证是以突然昏倒、不省人事、四肢厥冷为主要表现的一种病症。轻者昏厥时间较短，自会逐渐苏醒，清醒后无偏瘫、失语、口眼歪斜等后遗症；重者则会一厥不醒。厥症的病机，主要是气机突然逆乱，气血升降、运行失常。根据病因不同，可以分为气厥、血厥、痰厥、食厥四种类型。

（1）宜给予足够量的蛋白质、糖及维生素，少食多餐。先予清淡、易消化的流质，渐过渡到半流质。

（2）食厥者宜吃具有消导作用的食物，如谷麦芽、山楂等。

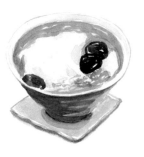

（3）痰厥者宜吃具有化痰作用的食物，如金橘、柑橘、萝卜、海带、紫菜等。

（1）昏厥时禁食。

（2）忌生冷、黏滞、油炸、肥腻食物，如动物脂肪、肥肉，以及煎炸、烧烤食品。

（3）忌虾、蟹、公鸡、鹅肉、羊肉等发物。

37　风温

风温主要发生在冬春两季，是感受风温病邪引起发病，开始为肺部症状，咳嗽、咳痰、发热、咽痛，重者神志昏迷、说胡话。西医中的流行性感冒、大叶性肺炎、流行性脑脊髓膜炎等，均与风温有相似之处。

（1）高热时宜吃流质素食和水分多、易消化吸收的食物，多饮水，多喝饮料，如藕粉羹、绿豆汤、荸荠汤、米粥、果汁、西瓜汁、甘蔗汁等。

（2）热稍退或热退后，尚不能食荤，宜进蔬菜、挂面、馄饨、豆腐、粉丝等半流质食品。

（3）热退后有胃口可进食不肥腻的肉食，如猪肝汤、猪心汤、瘦肉汤等，以及蔬菜水果。

（1）忌肥甘厚腻、辛辣油腻、生冷、坚硬不易消化的食物。

（2）忌酒、烟。

（3）忌虾、蟹、公鸡、鹅肉、羊肉等发物。

38　湿温

湿温多发生于夏秋之交、多雨潮湿的季节，是感受湿温病邪后发生的一种外感热病。湿温表现有发热、恶寒、头重、身痛、胸脘憋闷等症状，以缓慢发病、发展变化迟缓、病势缠绵、病程较长为特点，以脾胃失和为主要特征。

（1）宜饮适量温开水，以出微汗为佳。

（2）宜吃无渣或少渣的软食或半流质等易消化、易吸收的食物。

（3）宜饮淡饮料，如芦根茶、竹叶茶、菊花茶等。

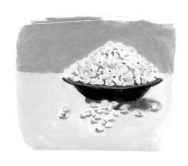

（1）忌生冷、坚硬、黏滞等不易消化的食物，如冰类食品、红薯、芋头、坚果、糯米饭、粽子、杂粮等，以免加重脾胃之伤。

（2）忌热性辛辣之品，如辣椒、花椒、香料姜、蒜等。这类食物易助热动血。

（3）忌肥甘厚腻，如肉类及海腥类。恢复期亦需限制饮食，严禁暴饮暴食，以免伤了胃气，加重病情。

（4）忌虾、蟹、公鸡、鹅肉、羊肉等发物。

（5）忌烟、酒。

39　暑温

暑温常发生于夏季，是感受暑湿病邪而发的外感热病，其表现有高热、烦渴、多汗，严重者出现神昏谵乱、抽搐惊厥。暑温发病急骤、发展迅速，属中医温病中的重症，与西医的流行性乙型脑炎、钩端螺旋体病及流行性感冒（重症）相似。

（1）宜多饮水，多饮清凉饮料、果汁，如绿豆汤、西瓜汁、橙汁等。

（2）高热大汗者，可饮冰水或冰镇饮料，出汗多者，宜加饮盐开水。

（3）热退后有胃口可进肉食，如猪腰汤、猪心汤、瘦肉汤等。

（1）忌温热性和辛辣食物，如姜、辣椒、花椒、蒜。

（2）忌肥腻荤腥食物。

（3）忌虾、蟹、公鸡、鹅肉、羊肉等发物。

（4）忌生冷、坚硬不易消化的食物。

（5）忌烟、酒。

（6）忌浓茶等兴奋性食物。

后　记

——《百病饮食宜忌》，三十年磨一剑

30年前，笔者还是一个行医不久的青年医生——广州市中医院的内科住院医师。每逢患者和家属问及饮食忌口问题时，笔者或一言蔽之"加强营养想吃什么就吃什么"，或不得要领"要严格忌口不要乱吃"；再问，则支支吾吾，顾左右而言他，当时是真的不懂。

日复一日的临床工作中，笔者逐渐认识到饮食与疾病的发病、治疗和康复有着密切的关系。患者除要接受治疗之外，还需要精心、细致、周到的饮食调养，才能稳定病情，加快康复。

有鉴于此，笔者于1993年编著了关于饮食与疾病的专著《百病饮食宜忌》一书，由广东科技出版社出版发行。当时互联网尚未普及，大众医学科普还处于萌芽之中，大多数的医生在饮食领域涉足不多，关于饮食与疾病的专著很少，关于疾病忌口的专著尤为罕见，而临床医生撰写的饮食专著就显得弥足珍贵了。10年后，《百病饮食宜忌》全新改版，增加了一倍的内容，尤其是以临床肿瘤专家和临床医生的视角和专业，阐释饮食科普知识，为国内鱼龙混杂的中医食疗市场提供了较为专业的参考。

作为一本医师写的疾病与饮食科普作品、一本专家写的疾病与饮食宜忌专著，甫经出版，大受欢迎。之后很多报纸杂志及医疗或科普网站，大量采用此书内容，甚至是全文照搬，作为专栏。拙作《癌症是可以控制的慢性病》也选用了该书的部分内容，《百病饮食宜忌》堪称疾病的饮食忌口之蓝本。

《百病饮食宜忌》成书近30年来，尽管有些内容已经过时，但一

直流行，有的用于患者宣教，有的用于医学普及，很多网站一字不改直接复制转载。窃以为能够为患者和家属提供一点帮助，是写作《百病饮食宜忌》与创建肿瘤咨询在线网站的初衷，所以笔者从未追究过版权。

30余年的临床磨砺，笔者从初级医士一路晋级至主任医师，还不时有病友索买《百病饮食宜忌》。30年过去了，旧作仍然流传坊间，有网站还在出售各种花样的盗版。最令笔者瞠目结舌的是，有一位读者花了200元在网上购买了一本黑白的复印版，然后在朋友圈中转发复印。凡此种种，都成为鼓励笔者重修该书的原动力。

然而当笔者重审该书时，却颇有不堪卒读之感，如果说重写《百病饮食宜忌》的外部动力是有很大的社会需求，那么内部动力就是旧作粗糙，需要整理。

于是推倒重来，仅保持原书创作体例，以全新框架重写全部章节，可谓脱胎换骨，焕然一新。全书以《本草纲目》等中医药经典著作和高等院校教材为理论准绳，结合临床30多年治疗数万患者的经验积累，笔者、家人和病友的切身体验，将全新内容注入书中，以期为广大人民群众提供一本系统、实用的疾病与饮食忌口的参考书。

几年前出版《不要吃出癌症来》时，与广东科技出版社商定重启《百病饮食宜忌》，原以为可以轻车熟路轻松完成，始料未及却写了几年——写本好书，真不容易，更何况本书很有可能是笔者"百病饮食"系列压轴的终极版本。

2020—2021年，笔者利用防控新冠肺炎疫情的两个春节假期，宅家数月，终于完成了全书的写作。

需要特别说明的是：

本书将西医的病和中医的症分别编入目录，西医的病按临床分科罗列，以发病率、常见度分配内容比重，详简错落有致，西医可按病饮食，中医则对症调理。部分病症因翻译问题，导致西医与中医的名字相同，如肿瘤，尽量合并叙述；二者歧义大的，如感冒，则分别罗列，方便检索。

本书涉及的肉食类动物，均为家养的合法食用动物，禁止食用野生动物。《中华人民共和国野生动物保护法》规定野生动物及其制品，是指野生动物的整体（含卵、蛋）、部分及其衍生物，一律禁止食用。

本书所有食物的烹调方法推荐煮、炖、焖、蒸、溜、灼和生食，忌用煎、炸、烤、烧、爆、焗等。由是本书中所写宜吃的花生等坚果，均非煎、炒、炸、烤制作，而是生吃或蒸、煮、炖品。

本书所列的发物，为民间比较公认的发物，如公鸡、猪头肉、虾、蟹、螺、蚌、蚕蛹、羊肉、竹笋、辣椒、咖喱、煎烤油炸品、烟、酒等，很多时候人们将荤腥特别是海鲜食物都归为发物，窃以为有点过了，应根据疾病合理对待发物。发物致病，个体和病种差异很大，信则信之，不信者姑且存疑可也。

本书将醋及醋制品、腐乳、豆豉、豉油列入宜吃食物类别，上述食品与酸奶、酵素一样是益生菌发酵的，属于健康食品，与忌吃类别中被霉菌污染发酵而有害健康甚至会致癌的霉变食物不同。

本书所写的忌吃葱、蒜等香料调味品，均是指不宜大量食用，而少量用作调味的香料不属于忌口之列，可以适量使用。是故葱、蒜等香料，有人宜有人忌，有时宜有时忌，总之是适者用之，不适者忌之。

本书新增了一些外来的食物品种，如释迦、莲雾、山竹、火龙果、榴莲等，食用时间不长，人体的反应各不相同，有一个适应的过程，属于初步观察和总结。

本书中增加了部分食用类中药材内容，寓意"药食同源"回归食材，并有响应号召，推广中医药之意。食用中药材也应该有所控制，不宜超量，建议无毒干货人均日用量不超过20克。

本书所列的"忌"是"当忌则忌"；"宜"绝非可以"大吃大喝"。患者的饮食营养和体重管理原则是：正常饮食，均衡营养；保持体重，不瘦不胖；缺啥补啥，不缺不补；乱补有害，反对滥补。

本书部分宜忌内容有所重复，是因为许多读者都会像用字典一样用本书，"临时抱佛脚"按病种查找适用章节，少有人会闲来没事，通读全书。因此，每个疾病都单独成篇并力求完善，以图方便使用。发病机制相似的疾病的宜忌多处重复，可反复学习并避免"参考某病"去查找。

　　本书所列宜忌，均是常见疾病、大众适用，附录中的食物亦非人人可吃，君不闻："人之佳肴，我之毒药！"每个人都是与众不同的，"宜"者不一定全都"宜"，"忌"者却是应该"忌"，研读本书并"神农尝百草"般试吃出适合自己身体特色的饮食指南、自己的忌口大全……由此，本书亦不失为一种指引、一个参考。

　　本书后记的特别说明，也适用于笔者已经出版发行的《不生癌，这样吃就对了》《不要吃出癌症来》及其他饮食调理相关的作品。

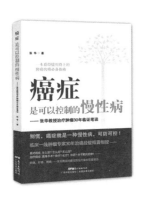 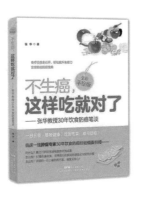 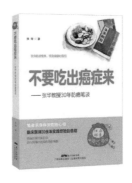